JN063255

復刻版

『愛生』戦前編

総目次・索引

不二出版

＊本書は『復刻版「愛生」戦前編』全15巻（総目次・索引附）の別冊「総目次・索引」である。
＊本総目次・索引は、国立療養所長島愛生園発行の『愛生』第一号（一九三一〔昭和六〕年一〇月）～第一四巻第七号（一九四四〔昭和一九〕年七月）、及び『青年愛生』第一号（一九三三〔昭和八〕年六月）～第四号（同年九月）より作成した。
＊本書Ⅰに収録した「復刻にあたって」（山本典良）、「故郷を歌い込む日」（中尾伸治）は復刻版第一巻収録のものを再録した。
＊今日の視点から人権上、不適切な記述がある場合も、歴史的資料としての性格に鑑み、底本に従った。

復刻版『愛生』戦前編 全15巻・別冊1 収録内容一覧

愛 生（国立療養所長島愛生園 発行）

配本	収録巻数	巻号数（誌名）		発行年月日		備考（特集名／附録など）
第1回	1	（第1巻）	第1号	一九三一（昭和六）年	一〇月三一日	愛生創刊号
		（第2巻）	第2号	一九三二（昭和七）年	三月二五日	別冊子8頁含む
			第3号		一二月二五日	
		（第3巻）	第4号	一九三三（昭和八）年	八月二八日	
		（第4巻）	第5号	一九三四（昭和九）年	三月一五日	
			第6号		六月一〇日	
			第7号		七月二五日	感謝記念号
	2	（第4巻）	第8号		八月二五日	
			第9号		一〇月一〇日	十坪住宅建設寄付金 三万円突破記念号
			第10号		一一月一〇日	僚友外島に捧ぐ
			第12月号		一二月二〇日	
	3	第5巻	第1号	一九三五（昭和一〇）年	一月三〇日	附 光栄記念特集欄
			第2号		二月二八日	
			第3号		三月三一日	
			第4号		四月三〇日	
			第5号		五月三一日	癩予防デー準備号
			第6号		六月三〇日	附 詩謡／長島短歌
第2回	4	第5巻	第7号		七月三〇日	
			第8号		八月三〇日	
			第9号		九月三〇日	
			第10号		一〇月三〇日	
			第11号		一二月一〇日	附 特集欄 詩揺、長島短歌11／「恵の鐘」落成記念号あり（別刷、同一内容であるため収録していない）

回	配本	巻	号	年	発行日	備考
			第12号		一二月三〇日	
	5	第6巻	第1号	一九三六（昭和一一）年	一月三〇日	
			第2号		二月二九日	特集　四国の癩を救へ
			第3号		三月三〇日	
			第4号		四月三〇日	
			第5号		五月三〇日	特集　全国の方面委員に訴ふ
	6	第6巻	第6号		六月三〇日	
			第7号		七月三〇日	
			第8号		八月三〇日	
			第9号		九月三〇日	
			第10・11合併号		一一月三〇日	
	7	第7巻	第1号	一九三七（昭和一二）年	一月一日	
			第2号		二月一日	
			第3号		三月一日	
			第4号		四月一日	
			第5号		五月一日	
第3回	8	第7巻	第6号		六月一日	
			第7号		七月一日	
			第8号		七月二五日	
			第9号		九月一日	
			第10号		一〇月一日	
			第11・12合併号		一二月一日	宗教特集欄
	9	第8巻	第1号	一九三八（昭和一三）年	一月一日	
			第2号		二月一日	
			第3・4合併号		四月一日	
			第5号		五月一日	
			第6号		六月一日	
			第7号		七月一日	
			第8号		八月一日	
			第9号		九月一日	

第4回					
		第10号		一〇月一日	
		第11号		一一月一日	
		第12号		一二月一日	
10	第9巻	第1号	一九三九（昭和一四）年	一月一日	
		第2号		二月一日	
		第3号		三月一日	
		第4号		四月一日	
		第5号		五月一日	
		第6号		六月一日	
		第7号		七月一日	
		第8号		八月二五日	
		第9号		九月一日	
		第10号		一〇月一日	
		第11号		一一月一日	
		第12号		一二月一日	
11	第10巻	第1号	一九四〇（昭和一五）年	一月一日	
		第2号		二月一日	
		第3号		三月一日	
		第4号		四月一日	
		第5号		五月二五日	
		第6号		六月一〇日	
		第7号		七月一〇日	
		第8号		八月一日	
		第9号		九月一日	
		第10号		一〇月一日	
		第11号		一一月一日	
		第12号		一二月一日	
12	第11巻	第1号	一九四一（昭和一六）年	一月一日	
		第2号		二月一日	
		第3号		三月一日	映画〝小島の春〟感想特集

	第11巻	第4号		四月一日	
		第5号		五月五日	
		第6号		六月七日	
		第7号		七月二〇日	
		第8号		八月一日	
		第9号		九月一日	
		第10号		一〇月一日	
		第11号		一一月一日	
		第12号		一二月二〇日	
13	第12巻	第1号	一九四二（昭和一七）年	一月二〇日	
		第2号		二月二〇日	
		第3号		三月二〇日	
		第4号		四月二〇日	
		第5号		五月二〇日	
		第6号		六月一〇日	
		第7号		七月一日	
		第8号		八月一日	
		第9号		九月一日	
		第10号		一〇月一日	
		第11号		一一月一日	
		第12号		一二月一日	
14	第13巻	第1号	一九四三（昭和一八）年	一月一日	大東亜戦争と救癩問題特集
		第2号		二月一日	
		第3号		三月一日	
		第4号		四月一日	
		第5号		五月一日	
		第6号		六月一日	小川正子追悼号
		第7号		七月一日	宗教特集号
		第8号		八月一日	
		第9号		九月一日	

	巻	号	年	月日	備考
		第10号		一〇月一日	文芸特集号
		第11号		一一月一日	
		第12号		一二月一日	
15	第14巻	第1号	一九四四（昭和一九）年	一月一日	
		第2号		二月一日	
		第3号		三月一日	
		第4号		四月一日	大東亜の癩現地報告特集号（その一）（支那・満洲）の部
		第5号		五月一日	大東亜共栄圏ノ癩現地報告 その二
		第6号		六月一日	御坤徳奉賛号 附大東亜共栄圏の癩現地報告 その三 ビルマ印度の癩
		第7号		七月一五日	
	青年愛生	第1号	一九三三（昭和八）年	六月二〇日	愛生附録
		第2号		七月二〇日	
		第3号		八月二〇日	
		第4号		九月二〇日	

目次

I

復刻にあたって／推薦します

復刻にあたって

山本　典良

はじめに

このたび、不二出版に『愛生』復刻をお願いし、『復刻版「愛生」戦前編』をこのようなかたちで出版できたことに、あらためて感謝を申し上げたい。私は長島愛生園の八代目園長を拝命している。愛生園は二〇二〇年一一月二〇日に創立九〇年、そして本年三月二七日には、八五名の入所者と初代園長・光田健輔（一八七六―一九六四）が、大阪から海路で長島に上陸してから九〇年を迎えた。

私は五年前から園長を務め、日々、入所者であるハンセン病元患者に、私なりに寄り添ってきたつもりだが、創立九〇年にあたり、あらためて長島の風景を眺めた。そして時間をかけ、納骨堂に眠る約三七〇〇名の患者たちに想いを馳せた。彼らが叶えたかった一番の願いは、発病した後も生まれ育った土地で家族に見守られ、親しい者と共に療養生活をすることだったに違いない。現在、入所しているハンセン病元患者の想い、コロナ禍で憂いやるせなく感じている、その想いとはなにか。それは、病気による偏見や差別、誹謗中傷を繰り返してほしくない、このようなことは自分たちで最後にしてほしいということである。この想い、この願いを後世に伝え、できるかぎり多くの人に愛生園を訪れていただき、これまでの社会のあり方への反省と新しい時代への誓いを促したい。そのためにも、ハンセン病療養所の歴史に偽りや隠ぺいがあってはならず、そこにある真実を可能な限り正確に知ったうえで、一人ひとりの国民が反省し、誓いを新たにする場所となることが、亡くなった人々への慰霊だと私は感じている。

ハンセン病患者が被害者であったことは揺るぎもない事実である。その事実を踏まえたうえで、国家やハンセン病療養所がとるべき道として、何がベストであったのか。当時の患者に想いを馳せ、彼らがどのような境遇で何を感じ、何を願ってきたのか。今回復刻する、創刊号にはじまる戦前期の『愛生』こそは、それを探るためになくてはならない重要資料である。人びとがあらためて『愛生』を紐解き、歴史の深層を知ること。そのことがハンセン病患者の慰霊に、さらには国民の反省とあらたな誓いにつながると確信している。

時代背景について

今回の復刻が対象とする期間は、一九三一（昭和六）年一〇月から四四（昭和一九）年七月までである。この時期、日本は治安維持法、国家総動員法を施行、世界大恐慌に起因する昭和恐慌による不況と社会的不安の増大をみた。大日本帝国の拡張政策によって、満州事変、五・一五事件、二・二六事件と言論統制と翼賛体制の強化が進んでいた。国家財政に占める軍事費の比率は右肩上がりで、一九三〇（昭和五）年に二八・五％であったものが、三四（昭和九）年には四〇％を超え、四四（昭和一九）年には八五・三％にまで達した。

一九三二（昭和七）年、貞明《ていめい》皇后は宮中歌会において、「つれづれの友となりても慰めよ 行くことかたきわれにかはりて」と詠み、皇室による「救癩」の象徴となる。だが、膨大な数の入所者を擁した愛生園は、さまざまな困難を抱えていた。一九三二（昭和七）年からは園内の住宅を増設するための十坪住宅運動がはじまる。また一九三六（昭和一一）年には、入所者が愛生園に幹部職員の更迭と待遇改善、自治の確立などを要求する長島事件が起こり、あるべき療養所と現実との乖離を指弾、愛生園の改善に努めることとなる。

愛生園入所者の患者背景として、ここに復刻した『愛生』に記載されていない情報を加えておきたい。一九三一（昭和六）年三月、最初の八五名の入所者は「開拓使」と呼ばれた。男性六八名、女性一七名、本名の者は五四名だった。そのうち、生年月日が判明している八一名では、一〇代が四名、二〇代が四三名、三〇代が二一名、四〇代が九名、五〇代が四名。最年少は一三歳、五四歳までの入所者の平均年齢は三一歳だった。園長であった光田健輔は、当時五五歳で最年長である。入園後は、ハンセン病ではなかった一名を含めて退園が一二名、一九三六（昭和一一）年から三七（昭和一二）年に逃走が二名、また最初の一〇年で三六名が死亡、終戦までに過半数の合計五二名が死亡という記録がある。

愛生園における入所者の死亡率は一九三一年＝四・四％、三二～四〇年＝七％前後、四一～四三年＝九％前後、四四年＝一一・六％、四五年＝二〇・二％となっている。ハンセン病やそれに起因する死因という側面と同時に、戦争末期の厳しい療養環境を示しているといえるだろう。その後、プロミンが導入され治癒可能となり、一九五五（昭和三〇）年前後の死亡率は一・五％にまで低下した。

また一九四四（昭和一九）年末までの総死亡数一三三四名中、年齢が判明している一三一九名の死亡時平均年齢は四〇・四歳であり、肺結核・肺炎・敗血症・腎疾患による死亡が多かった。プロミン開発に至るまでのこの時期、ハンセン病は不治の病と受けとめられており、予後に関して患者には絶望感しかなかった。そうした境遇における『愛生』誌での創作であり、その作品である。

『愛生』について

私自身、今回復刻する『愛生』のすべてに目を通したわけではないが、興味深い箇所をあげる。ほとんどの号の巻頭には、光田健輔の折々の考えが掲載されている。そのひとつ、一九三六（昭和一一）年八月の長島事件の直後、第六巻第九号（一九三六年九月）に掲載された光田の「更上一層楼」には、当時の収容患者数についての記述がある。それによれば同年八月一三日現在、入所者は一二一七名であった。愛生園の定員八九〇名に対し、三二七名もの超過があったことになる。ちなみに同じころ、東京市療養所における結核患者の待機日数は一九三五（昭和一〇）年で三三三日であった（青木純一「日本における結核療養所の歴史と時期区分に関する考察」『専修大学社会科学年報』第五〇号、二〇一六年、三一―三二頁）。定員を遵守し、自宅で待機させるべきか否か。そこには医療従事者としての葛藤があった。長島事件の後、同年一〇月には、らい療養所所長会議を経て不穏らい患者取締に関して司法・内務両大臣に陳情、一九三八（昭和一三）年、栗生楽生園内の特別病室の竣成へとつながる。

『愛生』第八号（一九三四年八月）には、同年六月二五日の「癩予防デー」に、当時の内務次官・潮恵之輔が全国民に向けてラジオ放送した講演「先づ根絶せねばならぬ病気」が掲載されている。そこでは、ハンセン病はだれしも忌み嫌う病気であるとしつつも、「昔は之を天刑病などとも称えました」と過去形で表現されており、「近代の文化生活の発展に伴って」漸次減少したハンセン病は、「感染力は余り強くないものでありますから之が予防の方法も格別困難なものではない」と発信された。これは当時の一般的な認識であるが、そうであればなぜ、一方では徹底した絶対隔離が叫ばれたのか。そのためにも、あらためて『愛生』を読み解いていく必要があるだろう。

また『愛生』からは、本園が創立当初から全国各地の支援を受けて運営されていたことがうかがえる。第九号（一九三四年一〇月）は、「十坪住宅建設寄附金 三万円突破特別号」と題し、「文明国に癩なし！あるはたゞ日本のみ！」との文字が並ぶ献金袋を表紙としている。一九三四（昭和九）年といえば、東北地方が冷害にみまわれ、青森、岩手、山形三県の収穫高は過去五年間の半分にも満たなかった年であったが、寄付者は東京、大阪を中心に全国に及んでいた。巻末にはしばしば、金銭、書籍、物品、そして「同胞の家」とよばれた十坪住宅建設のための寄付者名が記されている。物品には食品、生活用品はもちろん、仏具、陶工用ろくろ、余興服など、世相を反映したさまざまな物品がみられる。第四号（一九三三年八月）には、「昭和七年十月二日　仁丹　八〇〇袋　同〔大阪市〕　森下博」という記述もみられる。

各号の終わりにまとめられている「愛生日誌」も重要であろう。創刊号の三月二七日、すなわち愛生園の創設の日については、こう記されている。

三年の永き間、真に産みの苦しみを続けたる我長島愛生園も本日午後零時二十分、東京東村山全生病院より光田園長引率の許に開拓使八十五名の上陸を見、茲に盛大なる歓びの産声をあげた。〔読点は執筆者〕

以降、さまざまな来訪者や施設造営に関しての記事、また愛生学園の開園、「日出チーム」と「夕陽チーム」による野球試合、島の近況を映画化した『黎明』の試写会、句会など五カ月のあいだの出来事が記されている。八月二一日には「プール開きにて夜は花火打上げ」とある。同月三一日には、「本園最初の園葬」が行われている。開園から五カ月で、すでに七名が亡くなっていた。

そしていうまでもなく、『愛生』には入所者と職員によるさまざまな文芸作品が掲載されている。「深海に生きる魚族のように、自らが燃えなければ何処にも光はない」という言葉を残した明石海人の短歌は、第八号（一九三四年八月）以降散見される。明石は、無明、清明、大二、明海音、野田青明をペンネームとしている。「自らが燃えている光」を、ぜひご確認いただきたい。

おわりに

入所者にとって長島愛生園は生活のすべてであり、まさに「現実」そのものであった。創刊号にはこう記されている。

私達は『愛生』を使者として〔中略〕魂を持つ人間として、世人に対する徳義を『愛生』に托して呈《おく》りたい。（ＹＴ生「『愛生』創刊に就いての漫語」）

『愛生』は、愛生園で暮らす入所者の「現実」と、世間＝外の世界とのあいだを行き来する、まさに「使者」だったのだ。『愛生』に掲載された詩、短歌、俳句、小説は多くの投稿から選ばれた珠玉の作品であったろう。なにより著者である入所者一人ひとりの、声なき叫び、魂が込められており、「ハンセン病文学」と一言でかたづけるにはあまりに豊饒なものである。入所者にとってこれらの作品は、本名を名乗る必要もなく、世間との関係がつくれるほとんど唯一の手段であり、生き甲斐であり、おそらく希望であった。本誌に触れれば誰であっても、強くなにかを感じるに違いないと私は確信する。入所者の魂がこめられたこの、『愛生』という雑誌が、それ自体として一人歩きをはじめてほしい。そうした期待をこめて、復刻出版というかたちで、『愛生』という「窓」（「編集後記」『愛生』創刊号）を開く心持ちである。

創立期の『愛生』を読んでいると、私自身が八〇年以上も前の愛生園に引きずりこまれるような気がする。そこでは目の前に光田健輔がいて、彼を囲むように入所者と職員がおり、ともに語らい、協力して病気に立ち向かっている。光田はそこで私に、「君はこの歴史をコロナ禍に活かせるかね」と不敵に微笑みながら語りかけてくる。光田は一九六四（昭和三九）年五月に亡くなったが、参列した愛生園自治会長・中尾伸治によると、その葬儀はカトリックのものであった。退官後に洗礼を受けたとのことであるが、いつからその信仰をもっていたのか、興味は尽きない。

この出版によって、より多くの方がハンセン病患者の実情に触れ、その豊かな文芸作品に出会ってほしい。過去があっての現在であり、未来であるとの想いを強くしている。

二〇二一年六月

（やまもと　のりよし・国立療養所　長島愛生園　園長）

推薦します

故郷を歌い込む日

中尾　伸治

　このたび、不二出版において、『愛生』誌の創刊号（一九三一年一〇月号）から、昭和一九（一九四四）年、第二次世界大戦激化のためやむを得ず休刊にいたる第一四巻第七号までを復刻していただくことになりました。

『愛生』誌は入所者に潤いを与える場所として誕生し、発言の場となり、職員との交わりも含め愛生園からの発信の場にもなりました。紙面に表された文章などは、開園間もない愛生園への夢を語り、また、地方の同病者への呼びかけなども投稿されていますが、生活が落ち着きをみせるとともに文芸活動も盛んになっていく模様が映し出され、開園以来、日ごとに増えていったであろう少年少女の文芸も、折々に掲げられるようになっていきます。そうした活動のなかにおいて『白描』（明石海人歌集、改造社、一九三九年）や『望ケ丘の子供たち』（長島愛生園教育部編、山雅房、一九四一年）のような冊子が発行され好評を得ました。

　また、無らい県運動を促す文章や、小川正子先生の土佐紀行なども寄稿されていますが、戦時色が増してきた昭和一三年頃からは、戦時協力体制が成り立ってゆく様子が色濃く表われます。自助会（自治会）の解散を伝える記事には驚かされます。

『愛生』誌のなかには、開園時からの歴史、らい撲滅の呼びかけ、嬉しいこと、悲しいことが掲載されています。それはこの復刻版に閉じ込められています。だから今、現在の目でもう一度振り返って活用してもらえると嬉しく思います。

創刊号に投稿された詩に、自分自身を重ねて読んだ、無名氏の三行詩があります。

松、松、松の長島で
くぬぎの武蔵野を
しのんで居ます

これは全生病院（現在の多磨全生園）から開拓患者として愛生園にきた方の詩ですが、自分の古里をしのぶのではなく、以前いた療養所を詩《うた》われたことに、偏見、差別を背負って療養している人々が、故郷を歌い込める日を待っていたことが、感じとれます。

（なかお　しんじ・長島愛生園自治会　会長）

II

『愛生』総目次（附『青年愛生』総目次）

『愛生』総目次・凡例

一、本総目次は国立療養所長島愛生園発行の『愛生』第一号（一九三一〈昭和六〉年一〇月）～第一四巻第七号（一九四四〈昭和一九〉年七月）全一二〇号、及び『青年愛生』第一号（一九三三〈昭和八〉年六月）～第四号（同年九月）全四号より作成した。

一、原則として仮名遣いは原文のままとし、旧漢字、異体字はそれぞれ新漢字、正字に改めた。また明らかな誤植、脱字以外は原文のままとした。

一、表題、人名、所属等は原則として本文に従い、表記の統一ははかっていない。その際、明らかな誤植のみ訂正した。また、底本刊行時に伏字とされた箇所は■で示した。

一、本誌広告（巻末の「長島案内」「愛生への道のり」など含む）は割愛した。

一、記名のない記事、新聞・書籍からの引用の場合は無署名扱いとした。また短歌、俳句等、作者が多数に及ぶ場合は主なもののみ記し、執筆者名としては記載してない。

一、原則として執筆者名に併記された出身地、社名、団体名は削除した。ただし、組織名、所属、役職名のみで名前が記載されていないものはそのままとした。

一、＊印、〔　〕は編集部の補足であることを示す。

『愛　生』

第1号—第14巻第7号
（一九三一〔昭和六〕年一〇月—一九四四〔昭和一九〕年七月）

第1号〈創刊号〉一九三一（昭和六）年一〇月三一日発行

（＊写真）愛生園全景／日出住宅　礼拝堂／開拓／四百人定員突破祝賀式／モヒ中全快の祝ひ　この笑顔！　表紙裏～(4)
愛生園歌　1
長嶋の選択　光田　健輔　2～3
愛は活かす　オールズ先生講演の梗概（七月十七日）　オールズ　4～5
「愛生」創刊に就いての漫語　ＹＴ生　6～8
モヒ中毒者物語　栗下　信策　9～13
海の夕景色　好　雄　13
園長先生　近詠　〔光田健輔〕　13
長島短歌会第一回歌会　錦英／太田あさし／小出愛山／黒川眸／蘇生／鈴木蜻蛉／勝俣巌／旅人　長島短歌会、小熊生（選）　14～15
新生歌　西岡暁星／藤村正／勝俣巌／旅人　16～17
蕗の芽　太田あさし　18
蕗の芽会俳句　情吏／茶子／里華／鯉城／捨水／いはほ／愛山／武山／松星／金星／火星／あさし　蕗の芽会、太田あさし（選）　18
或る慰問者よりの手紙　20～21
長島素描（一）　長　崎　生　21
旅のローマンス　木村幸次郎　22～25
愛生園に入る 老いし父母に送る手紙　山根　琢磨　25～29
愛生日誌　30～31
長島素描（二）　〔長　崎　生〕　32
編集後記　編　集　子　(33)

第2号　一九三二（昭和七）年三月二五日発行

（＊写真）愛生園万歳　表紙
（＊写真）最初のクリスマス／慈岡寮上棟式　(1)～(2)

愛生園々歌
山田甚三（原作）、光岡米造（作曲）（3）
愛生園挽歌　黒川眸（作詞）、光岡米造（作曲）（4）
汁粉と道　光田　健輔　2～3
合唱提唱（報恩講々話）　甲斐　静也　4～6
生き行く悦び　ＴＹ生　7～8
自然に親しむ　太田あさし　8～9
秋山勇太郎兄を想ふ　若松　緑　10～11
幸なる者　秋山斯水生、林（記）　11～16
蕗の芽雑詠　捨水／茶子／松星／鯉城／波響／あさし
／黒華　蕗の芽会、黒華（選）　16
愛生座第一回公開を観て　まさみ生　17～18
芝居を終りて　柴山　友彌　18～19
愛生座短評　横田　梅渓　19～20
愛生座第一回試演感じたま丶　小熊　星　20～21
愛生座をみて　若松　緑　21、25
朝　ＴＹ生　22
出石校へ　よしを／小矢／大谷／大藤／いわを／
とんぼ／愛山／小熊生／ひとみ／あさし／正介／
砂男／錦英／竹陽／東洋　22～23
愛生園に寄せて（民謡詩）　山田　晴美　23
長島短歌会　長井錦英／山田晴美／鈴木蜻蛉／小出
愛山／山根な丶子／太田あさし／勝又いはほ／
ひとみ　長島短歌会、小熊（選）　24～25
新生歌　藤村正介、官畑あけみ　25
楽園の人となるまで　Ｘ　生　26～31
故郷より故郷へ（自叙伝その一）　山田呵々子　32～38
愛生園風景　ある二人の入園者の対話　ひでを生　38～40
園友だより
（その一）　窪田静太郎　40～41
（その二）　Ｃ・Ｋ　41～42
（その三）　ツカダキタラウ　43
（その四）　Ｋ・Ｃ子　43
愛生日誌　43～45
編集後記　編　集　子　46
寄附者芳名
「同胞の家」建築資金寄附者芳名／温室建造寄附金／
書籍寄附者芳名／物品寄附者芳名／物品寄贈者芳名
／書籍寄贈者芳名／同胞の家建築献金者芳名

／寄附金寄贈者芳名　付1～付8

第3号　一九三二（昭和七）年一二月二五日発行

（＊絵）〔愛生園風景〕　表紙
（＊写真）愛生園青年団発会式（四月三日）／青年運動会（十月十七日）　表紙裏
仁風慈雨　光田　健輔　2～4
人生は一冊の書物である　倉田　俊丸　4～6
療養所のところどころ　岩下　壮一　7～9
愛生園を訪ねて　川田　晃輝　9～11
回顧抄　栗　下　生　11～12
新生寮を訪ねて　石本　完　12～16
御坤徳礼讃会への御礼　16
文芸　長島短歌会詠草　勝又いはほ／羽柴新吾／山田晴美／山根ナ、子／横内武山／白石錦英／太田あさし／藤村正介／鈴木蜻蛉／黒川眸　長島短歌会　17～18
新生歌　藤村　正介　19
自由歌　アイ兄に　カン・イシモト　19
蕗の芽会　恒水／情史／松星／蘇生／光山／心柱／あさし　蕗の芽会、大田あさし（選）　20～21
句日記　大田あさし　20～21
聖旨奉戴式挙行記念短歌会入選短歌　後藤白水郎／藤村正介／鈴木蜻蛉／五月　竹陽生（選）　22
聖旨奉戴式挙行記念入選冠句　茶目子／稲穂／正介／奈良子／恒水／あけみ／蘇生／松水／安田　聴濤漁人（選）　22
愛生学園欄　とみえ／しげる／まさいち／ヒデヲ　23
過去と現在　長島へ来る迄　と　し　え　24～27
明石より長島へ　雀　部　恵　27～28
病苦より永遠の喜悦へ　粕　谷　生　28～30
故郷より故郷へ（自叙伝その二）　山田呵々子　31～35
スポーツ
大阪遠征に就いて　S　H　生　36～37
大島対愛生　大野球戦史十一対三！　愛生軍
大勝す　H　K　生　37～39
試合漫語　藤村　正介　39～40、16
同情　野々村茂子／越野吉之助／山形生／桃子の母／京都ＴＨ／澤亀之助／一女／高○孝○／菊地越夫／

三宅清泉　編集者　41～48、51
十坪住宅同胞の家　四谷義行　49～51
愛生日記（自昭和七年一月至同年九月）　52～53

第4号　一九三三（昭和八）年八月二八日発行

（＊写真）〔虫明焼〕　表紙
（＊写真）山火事（一）跡かたづけ／（二）開墾／春　(1)～(2)
十坪住宅と軽症患者の収容　光田園長〔健輔〕　2～3
癩予防事業の根底　四谷義行　3～4
小品　夢を描く　孤影生　5～6
友情　瀬戸和夫　7～11
妹をおくりて　小野田としへ　12～15、19
故郷より故郷へ　自叙伝其の三　山田呵々子　16～19
汗　MGRO生　20～21
クリオンへ　林文雄　21
作品展の印象　柏葉児　22
長島／手術　清平一郎　23
恵の島　秋山太郎　24
心　川口清　24
孤独者の歌　遥かなる人に捧ぐ　藤枝孤影　24～26
つぶやき　藤枝孤影　26
凡てのものが親しく　柔原貫一　26～27
愛生園に題して　山田時美　27
「宗教欄」信仰に生きて　柔原生　28～29
曙教会教務報告　杉田星雫　30～31
赤とんぼ（童謡）　川口光楽　31
「愛生学園欄」
かわいそうなとり　佐藤ユキ　32
なみと月　佐藤ユキ　32
小雨（童謡）　杉山正一　32
僕が愛生園にきた時　西見秀雄　32～33
キノウノコト　杉山清一　33
さんぽ　久江　33
活動写真　松田サカヲ　33、35
蕗の芽会　秋月／浩水／梅星／天峡／松星／好華／さなぎ／星光／さがみ／湖舟／土筆／洋々子／情史／天外ほか　蕗の芽会、あさし（選）　35
愛生歌壇　渡辺砂男／小坂さつ子／小野たづる／勝又

巌／みぞぶち／横田武山／鈴木寿恵子／くわの／小川／太田あさし／失名／恵美子／門口清／山内
洋々子／孤影 ほか　竹　陽（選）　36〜37
愛生日誌（自昭和七年十月至昭和八年六月）　37〜40
編集後記　40
長島愛生園慰安会一般寄附金寄附者芳名／「同胞の家」建築資金寄附者芳名／物品寄附者芳名／書籍寄附者芳名　41〜52

第5号　一九三四（昭和九）年三月一五日発行

（＊写真）〔皇太子殿下御誕生奉祝旗行列〕　表紙
（＊写真）〔開園三周年記念日〕／長島愛生園新風景の一つ、「同胞の家」十坪住宅　(2)
巻頭言　幕屋の内より　1
開園三周年回顧　四谷　義行　2〜16
仁風慈雨　奥村　拓治　17
園紀　東　原　生　18〜20
愛に目醒めよ　秋山　信義　21〜25
故郷より故郷へ　自叙伝其の四　山田呵々子　25〜31
医官　杉本徹氏の死を悼む　32
弔辞　馬場　保太　33〜34
弔詞　長島愛生園入園者総代　34〜35
追悼歌　林由貴子／長野萩花／関三ッ葉／三生雄／松村雫／三尾玲児／富田与根子／赤木ヨシヱ／久保田節子 ほか　長島短歌会（選）　36〜37
追悼句　松星／浩水／天峡／久角／大内／一二三／秋月／ふさ男／心柱／明華／臨月／五郎／香山／梅星／ます男／だるま／明船／清水　蕗の芽会（選）　38
追悼歌　恩師の死を悼み歌へる　玉木　晴美　39
愛生文芸　詩
〝審判〟　高橋　高嶺　40
秋空短章　河口　杏一　40
傷魂銘碑　えす・えふ生　41
無題　川口　清　41
愛生文芸短歌　今哀花／関三ッ葉／出海／吉田キンヱ／久保田節子／松村雫／羽柴新吾／鈴木蜻蛉／野田青明／杉林九 ほか　長島短歌会（選）　42
愛生文芸　藤井未明／藤木活水／出海帆船／小倉松星

／武智蘇生／福田秋月／中佐明幸／小又梅星／
谷口詩朗／古川舟人 ほか　あさし（選）　43
愛生日誌　44～46
長島愛生園慰安会寄附金寄附者芳名／「同胞の家」
十坪住宅建設資金寄附者芳名　47～52
編集後記　編　集　子　(55)

第6号　一九三四（昭和九）年六月一〇日発行

（＊写真）〔法師作業風景〕　表紙
林先生をお迎へして　薫　(1)
（＊写真）〔愛生園名称選定〕　(2)
巻頭言　長島愛生園命名の思出　四　谷　生　1
癩問題の進展　光田　健輔　2～7
世界の癩を訪ねて　林　文雄　7～11
入園者の行くべき道　暁烏　敏　12～16
甦生　今津　哀花　17～19
故郷より故郷へ　山田呵々子　20～23
蓄音機にまつはる美しい挿話　23
慰問来園者よりの短信　24
林先生歓迎の歌　長野かつ広（作詩）　25
林医官　帰朝歓迎祝賀文芸　25
歓迎祝賀文芸
詩　長島詩謡会（選）
林先生へ　和　市　公　26
蒼空に――　青　路　26
病床にて　坂井　新一　27
小曲
古傷　大竹　島緒　27
想出　山田　青路　27
歓迎祝賀短歌に添へて　山田晴美／山根ナ、子／
秋山志津雄／榊原千歳／長野萩花／林由貴子／
久保田／富田与根子 ほか　長島短歌会同人　28～29
蕗の芽が緑の広葉となる迄　あさし／堀川／秋月
／一二三／林月／つばさ／松／星／失名／野菊／
ふさ男／心柱 ほか　太田あさし　30～32
風雅会編各種文芸に添へて　32
短歌　一二三／うたかた／野田青明／斎藤房雄／
長野勝広／青木勝次／高橋高領／宮武寿美霊　33
俳句　石川／成瀬／白梅／鈴木／園部／吉田／天外

／今津／武堂／浩水／川口清／野田青明／光楽　34
歓迎川柳　春の山／久本／武堂／絹子／光楽／蘇生
／雫／星光／笑山／川口清　35
冠句集　金魚／さち子／争振／水穂／鈴木　36
物はづけ　齋藤／寺部／沢本／島崎／新生／高田／
松岡／春の山／明幸／川口溝／穴山与根子／田村　37
謎かけ　金魚／佐々木／星光／柳月／対島／だるま
／嘉津田／島緑朗　38
感想　なつかしの先生を迎へて　加世子　39
童詩　暁　重治　39
青年団報（Venis Vidis Venkis）を標語として
春日英郎　40～44
感謝とお願ひ　川口清　44～46
愛生日誌　46～48
編集後記　48
長島愛生園慰安会寄附金寄附者芳名／「同胞の家」
十坪住宅建設資金寄附者芳名　49～52

第7号〈感謝記念号〉

一九三四（昭和九）年七月二五日発行

（＊写真）〔青少年団員記念撮影〕　表紙
御下賜品に添へられし入江皇太后宮大夫よりの御沙
汰書　入江為守　(5)
皇太后陛下御歌　つれづれの
貞明皇后（作詩）、本居長予（作曲）　(6)～(7)
愛生園歓迎之歌
杉田星雫（作詩）、愛生音楽団（作曲）　(8)
（＊写真）万霊山　納骨堂除幕式／納骨堂全貌／
納骨堂内部遺骨棚　(9)～(11)
（＊写真）世界の癩を訪ねて　ベルゲンにて　(12)
巻頭言　癩者の特権　四谷義行　1
聖恩無量　光田健輔　2～3
皇室と救癩事業　宮川量　4～7
東本願寺智子裏方御挨拶　8
御裏方と納骨堂　高浜哲雄　9～11
答辞　長島愛生園入園者総代　12
納骨堂落成までの思ひ出の記　栗下信策　13～14

愛生園の歌 39〜43
愛生座演劇三等席雑感 巳叢ほろゐ 44
療養生活と芸術精進　全国療養所作品展を通して 瀬戸　和夫 45〜46
癩を掃滅せよ 秋山　信義 47〜50
故郷より故郷へ　自叙伝の六 山田呵々子 51〜56
予告　万国癩療養所作品展覧会 56
愛生日誌 57
長島愛生園慰安会寄附金寄附者芳名／「同胞の家」十坪住宅建設資金寄附者芳名／物品寄附者芳名／書籍寄附者芳名 58〜65
編集後記 (66)

第8号

一九三四（昭和九）年八月二五日発行

（＊写真）楯岩 表紙
長島音頭　中村和子（作詞）、明本京静（作曲） (1)
（＊写真）園長台湾の旅より (2)〜(3)
（＊写真）世界の癩を訪ねて (4)
巻頭言　癩予防宣伝の重要性 四谷　義行 1
先ず根絶せねばならぬ病気 潮　恵之輔 2〜8
台湾、沖縄の話 光田　健輔 9〜14
光田園長台湾、沖縄に於ける癩講演会実績調 15
癩に非ざる者を救へ 林　文雄 16〜18
北陸に使して 神宮　良一 18〜21
山口県下を訪ねて 田尻　敢 22〜23
癩予防週間講演会実績調 23〜25
癩予防週間収穫の一つ 寺田千代子 26
御坤徳奉讃式
吾等の覚悟 愛生少年団狼班々長 27〜28
小さき人生 愛生青年団修養部副部長 28〜31
奉讃詩　光の中 三尾　玲児 31
沖縄病友の手紙 仲　兼　某 32
癩病の歴史 富士川　游 33〜39
世界の癩を訪ねて（其の三） 林　文雄 40〜43
六月二十五日御坤徳奉讃式に朗詠せる
（＊俳句）天狭／松星／をさむ／あさし／ふさを 蕗の芽会 43
（＊短歌）はじむ／福助／荒屋 長島短歌会 43
切手愛国（「朝日鉄箒棚」より転載）愛　生　子 44

愛生反響　横田久／蓮沼門三／西内天行／信子　44
俳句は宗教なり！　太田あさし　45
収容所の十日間　たまき　46～47
詩謡　長島詩謡会
民謡
海　高橋コーレイ　48
海の唄　青木勝　48
詩
キャンプ／海の詩　三尾紫花子　48～49
瞼　大竹島緒　49
初夏の朝　山田青路　49～50
ユタンポの詩　坂井新一　50
小曲
杏子の実　大竹島緒　50
童謡
山家の夕暮れ　山田青路　50～51
嶋の雨　大竹島緒　51
盆をどり　科まさる　51
詩謡会報　藤本浩一氏を迎へて　南十字星　48～51
短歌　羽柴信吾／荒尾波奈／鴎松点／春すみれ／髙橋コウレイ／久保忠夫／秋山志津雄／大竹島緒／鈴木寿恵保／堀川砂四朗 ほか　長島短歌会　52～57
児童文芸　キミ子／正和／末子／菊男／錦一／和市／はじめ／文子／ひろ江／ゆき子／秀永／寛／正信／末義／秀夫　黎明学園、愛生学園　52～57
俳句　小又梅星／水野三四子／古谷さがみ／齊藤ふさ男／溜池愛人／小松天狭／伊達おさむ／粕谷つばさ／谷口風鈴 ほか　長島蕗の芽会　58～61
蕗の芽会々報　58～59
児童たちの音信　入江公三／ヤスコ／雛登／花子／ユキ子　59～61
故郷より故郷へ（自叙伝の七）　山田呵々子　62～69
愛生日誌　70
長島愛生園慰安会寄附金寄附者芳名／「同胞の家」十坪住宅建設資金寄附者芳名／書籍寄附者芳名／物品寄附者芳名　71～75
編集後記　(77)

第9号〈十坪住宅建設寄附金三万円突破記念号〉

一九三四（昭和九）年一〇月一〇日発行

長島愛生園一覧 (1)
（＊写真）秋さやかなり／『十坪住宅』建設運動　第一に寄附されし慈岡寮／増へ行く十坪住宅／少年の寮舎となる平安寮／光ヶ丘南面第二兵庫寮／木尾開墾地移山寮／伊々良葡萄園祥雲寮 (5)〜(11)
十坪住宅設計平面図略説　栄　繕　部 (12)
巻頭言　十坪住宅運動の生命と価値　四谷　義行 1
十坪住宅運動の回顧　光田　健輔 2〜4
「同胞の家」建設事業略譜　山田　清成 4〜10
十坪住宅　髙野　六郎 11
この純情!!! この熱愛!!!
愛児の冥福を記念して　川崎　信子 12
病床より　摩　玲子 13〜14
十坪住宅建設運動に捧ぐ　同胞の家
野木　忠之 13〜14
給料日に　農村の一青年 14〜15
店頭癩乞食の救ひを祈りつゝ　小崎　生 15
愛の刺激　一　婦　人 15
愛生者のこの感謝!!! この感劇!!!
新しき木の香に寄せる感謝　加　代　子 16〜17
『十坪住宅』の今昔　栗下　信策 17〜18
感謝の一端　松村　雅美 18〜19
民謡　好い郷さ 18〜19
この感謝　太田　島子 19〜20
愛・光・人生　孤　影　生 20〜23
感激の拍手に　南　生 23〜25
十坪住宅物語　宮　川　生 25〜30
愛生反響　徳富猪一郎／太田秀穂／横田久／檜垣逸代 30
風呂の話抜萃　藤波　剛一 31〜32
万国癩療養所製作品展覧会 32
文苑
俳句と私　斎藤ふさを 33〜34
生きる道の違ふ姉妹　タテグスズ 34〜37
秋思断片　三尾　玲児 37〜38
先生を偲び　桑　原　生 38〜40

短歌　楓の蔭歌壇　国原生／船越三郎／真砂子／入江生／溝渕昌枝　楓の蔭歌壇　41～42
短歌　新宮氏の舞踊　明石清明／大木春男／久保忠雄／鈴木寿恵保／川口清／赤木みゆき／秋山志津雄／大竹島緒／山田澄夫 ほか　長島短歌会　43～47
長島短歌会報　日出燕三兄推薦祝賀会　高橋コウレイ／大竹島緒／望月彰司／大西ふみ子／山田一／長野萩花 ほか　長島短歌会、松村英一（選）　43～44
杉浦幸枝兄追悼歌会　鈴木蜻蛉／羽者家信吾／榊原千歳／山脇／野田青明／小熊星／金岡しげを／望月達也／北千鶴雄／堀川イサム ほか　44～46
杉浦幸枝兄遺稿　杉浦　幸枝　46～47
俳句　久保久甫／小松天峡／小又梅星／谷口風鈴／白根篤志／小由善々子／赤藤白梅／山口世作／玉置愛子／山中三千代／藤樹浩水 ほか　蕗の芽会　48～50
蕗の芽会会報　あさし　48～50
詩謡　長島詩謡会
詩
草笛　高橋コウレイ　51
孤独　大竹　島緒　51
小曲
白帆　坂井　新一　52
民謡
車ひきの歌　青木　勝　53
島で暮せば　坂井　新一　53
童謡
かへり道　杉江　重美　54
つるべ　杉江　重美　54
児童文芸　キミ子／錦一／和市／一／ひろ江　黎明学園　51～54
快報　十坪住宅運動台湾にも飛火　山本　栄吉　54
故郷より故郷へ（自叙伝の八）　山田呵々子　55～59
愛生日誌　60
愛生園書館報告　川口　清　61
長島愛生園慰安会寄附金寄附者芳名／『同胞の家』十坪住宅建設資金寄附者芳名／書籍寄附者芳名／物品寄附者芳名　62～64
編集後記　64

第10号〈僚友外島に捧ぐ〉

一九三四（昭和九）年一一月一〇日発行

長島愛生園一覧　表紙裏
（＊写真）〔外島被害の記事〕　(1)
明治大帝御製　明治天皇　(4)
（＊写真）御下賜品を捧持して　(5)
（＊写真）悲みいや新たなり／秋風落漠／曽てありし日／いとしき霊は今は何処に／球敵今や悲し／外島新農場　愛生慰問班　(6)～(10)
巻頭言　外島保養院の災禍を悼み復興を祈る　光田　健輔　1
鴻恩無窮〔新聞記事転載〕　2～3
天災地変に際して　光田　健輔　4～5
外島の亡き兄姉の霊に　林　文雄　6～8
被害地外島を見る　古溝　勇吉　8～10
太平洋に於ける地震津波によりて長島の受くる影響　長岡半太郎　11
外島よ何処へ行く　井上　謙　12～13
外島の場合　ツカダ・キタロウ　14～16
外島を憶ふ　多田　貞久　16～18
海を越えての友情〔プルリヤ療養所の少年〕　18
風水害の見舞を兼た手紙　アンダーソン　19
惨たり外島保養院　麗はしの殉職美談
惨禍外島を見たま、　久米　正雄　20～21
本当に偉い人〔外島に働く一労働者〕　山地　鶴子　22～24
〔大英国癩救済会調査医員サントラ氏手紙〕　24～25
遭難者の記録　25
ああ私は助かったが　無残‼　犠牲者は
詩　石　岩国　初彦　26～29
悲痛な呼び声　藤本　浩一　28～29
木の上から姉を励ましつつ　上川　茂夫　29～30
悲しみの日から感謝の日に　太川　義一　30～32
御題目を唱えて　太川　キリ　32～33
一人一題　望外の喜び　新東　一夫　33～35
九死に一生を得て　日出夫生　34　原田よしじ　35～36
四斗樽で助かりました　長尾　きく　36～37
一人舟で助かった　　永　田　38

小曲　路　坂井　新一　74
民謡
秋がきた　大竹　島緒　75
渚に出たら　坂井　新一　75
乏しい生活を　山田　青路　75
生きているのか　青木　勝　76
わかれ（小唄調）　坂井　新一　76
童謡　療養所　大竹　島緒　76
俳句　雑詠　小又梅星／福田秋水／寺部愛性／齋藤ふさを／水野三四子／本間のぼる／秋山野菊／山中三千代／藤井未明／榎本日文／古川舟人　ほか　77～81
短信　みちよ／伊藤秀一／ひがきいつよ　77～81
故郷より故郷へ（自叙伝の九）　山田呵々子　82～84
長島愛生慰安会寄附金寄附者芳名／『同胞の家』十坪住宅建設資金寄附者芳名／書籍寄附者芳名／物品寄附者芳名　85～88

第12月号　一九三四（昭和九）年一二月二〇日発行

（＊写真）手影島　表紙
長島愛生園一覧　(1)
（表紙写真説明）十二月十三日長島神社地鎮祭を行ふ手影島　表紙裏
奉讃句　おさむ／松星／ふさを／天峡／落水　(5)
（＊写真）菊の香高し　ほか　(5)～(7)
僕等の家「平安寮」　難　波　(8)
巻頭言　国家と共に生きる者　四谷　義行　1
癩多き村の浄化運動　光田　健輔　2～3
日本の奴隷解放　林　文雄　4～10
伊豆、光の村よりの収容　宮川　量　11～16
感謝　某　楼　某　16
第七回日本癩学会概況　17～18
外島保養院復興ニ関スル歎願書　長島愛生園入園者一同、長島愛生園外島罹災患者一同　19～21
便り　北部より　長島愛生園へ　中條　資俊　21
哀れなハインリヒの物語　小牧　健夫　22～25

愛生園見学　小野田松香　25～27
宗教欄
　法悦への更正　小又梅之介　28～29
　暗黒の聖化　久保　泉水　29～31
　信に生く　島　みつる　31～32
〔林医官宛手紙〕　ヘイワード　32
ヤツブ島便り　吉田　昇平　33～35
（＊写真）慰廃園便り　大塚　かね　36～37
シンガポール便り　37～38
感想「園長は小供と踊る」　南　生　39～40
詩
　敗残者　高橋コウレイ　41
氷雨　坂井　新一　41
憧憬　青木　勝　42
小曲「松林に唄ふ」　大前田　靖　42
民謡
　病み上り　大竹　島緒　43
　一日射し　高橋コウレイ　43
　国便り　島木映一路　44
歌謡　初春《はる》が来い　山田　晴美　44
童謡
　月　大竹　島緒　45
　文鳥　大前田　靖　45
詩謡会々報　影坊子生　46
短歌　四谷生／大由操／杉鮫太郎／船越三郎／くにはら生／真砂子／溝淵昌枝　楓の蔭歌壇　47～50
鳥城集　短歌寸鈔　堀川イサム／しづく
採玉寸鈔（その二）　木村幸雄／明石海人／鴎杉默／大竹島緒　杉鮫太郎（述）　51～55
長島短歌
清／鈴木寿恵保／平田農夫也／山田澄夫／秋山大竹島緒／堀川砂四郎／三尾紫花子／無名氏／川口志津雄／勝俣いわほ／今哀花／高橋コウレイ
　長島短歌会、小熊星（選）　56～61
長島短歌会々報　島木映一路　61～62
塩沼先生歓迎短歌会　藤田／高嶺／高見／川口／英子／入江／今津／堀川／久保田／園長
　小熊星（選）　62
俳句　雑詠　秋山野菊／久保久甫／伊達おさむ／出海帆舟／藤井未明／住田孤村／白根篤志／木野素人／

小又梅星／川口初穂 ほか　斉藤ふさを（選）　63～67
蕗の芽会々報　68
故郷より故郷へ（自叙伝の十）　山田呵々子　68～76
編集後記　藤田生　76
愛生日誌　77
長島愛生園慰安会寄附金寄附者芳名／「同胞の家」十坪住宅建設資金寄附者芳名／寄贈物品「図書雑誌之部」／寄附物品之部　78～82

第5巻第1号〈附　光栄記念特集欄〉

一九三五（昭和一〇）年一月三〇日発行

（＊写真）新春の光輝く　長島日出住宅　表紙
長島愛生園一覧　表紙裏
童謡　国旗掲揚　平安寮少年　(4)
（＊写真）拝謁の光栄に浴せし各所長／愛生保育所　(5)～(8)
光栄記念特集欄
新年勅題　池辺鶴　昭和天皇、皇后、皇太后　特1
巻頭言　無上の恩寵　四谷義行　特2
詩　勝利の父　山田晴美　特3
拝謁の光栄に浴して　光田健輔　特4～特5
祝歌　明石海人／大竹島緒／近江忠雄／秋山志津雄／鈴木スエホ／たえ子／小川正子／林文雄／田尻敢／大西ふみ子／宮川量／藤岡鉄船 ほか　特6～特9
『栄光』　房太郎　特10
未感児童の保育問題　四谷義行　1
未感児童の保育所　楓蔭寮の落成に際し　光田健輔　2～3
世界各地の未感児童分離事業　林文雄　4～7
由緒ある吾が長島　中川望　8～9
日本赤十字社中川副社長より光田園長への書簡　望　9
第四回農産品評会　審査成績講評　前田修治　10～15
身延詣　宮川生　16～17
冽ちゃんの御手紙から　ふみをあに　18～20
通信　シヤラト・サントラ／上川豊／某女　21
癩者の文芸　多田貞久　22～23
創作　少年の頃　小竹志摩夫　24～27

海は移動する　山田　晴美　28
風車　大前田　靖　28
失題　高橋コウレイ　28
山陰　眞　江　知　29
歌謡　島ぐらし　眞　江　知　29
短歌　くにはら生／真砂子／溝淵昌枝／田村玉野
楓の蔭歌壇　30〜31
鳥城集　採玉寸抄（その三）　川口清／勝俣いわほ／
高橋コウレイ／山田澄生／平田農夫也／大竹島緒／
堀川砂四郎／山田一　ほか　杉　鮫太郎　32〜36
愛生短歌　大竹島緒／前崎一三／明石海人／鈴木
寿恵保／堀川砂二郎／今哀花／高橋コウレイ／広島
一生／重岡徹二　ほか　小態星（選）　37〜41
短歌会々報　小川先生／佐上／近江忠夫／高見孝／
堀川砂二郎／杉先生／堀川／今津／松村／由貴子／
国原／大竹／明石　ほか　長島短歌会　37〜41
うしほ集　節子／美恵／サユリ／美雪／笑子／相川
とめ子／丘みどり／芙美子　42〜43
光ヶ丘俳壇　春雪／素海／堺井蛙／木虚／智以咲
のぞみ／安達英子／三四子／六々子／ひろし／
東洋生／三々子　光ヶ丘俳壇　44〜45
俳句　雑詠　伊達おさむ／角田孤村／藤樹浩水／出海
帆船／秋山野菊／瀬川暁星／三木寂花／白根篤志／
橋下秋暁子／久保久甫　ほか　蕗之芽会　46〜50
僕等のお家『楓蔭寮』　一　51
私達の楓蔭寮　文　子　51
故郷より故郷へ（自叙伝の十一）　山田呵々子　52〜58
癩予防協会募集　宣伝映画筋書当選発表　59
愛生日誌　60
長島愛生園慰安会寄附金寄附者芳名／『同胞の家』十坪
住宅建設資金寄附者芳名／寄贈物品（図書雑誌の部）
61〜63
編集後記　藤　田　63

第5巻第2号　一九三五（昭和一〇）年二月二八日発行

（＊写真）春潮けぶる　長島南面の眺望　表紙
長島愛生園一覧　表紙裏
（＊写真）みめぐみの雛／望ケ丘記念碑　(5)〜(6)
巻頭言　癩の根絶と三銭拠金運動　四谷　義行　1

癩病院訪問者の今昔　光田　健輔　2
心寛なれば体健なり　多久　安信　3〜4
御仁徳を仰ぎ奉りて　森島侃一郎　4〜6
光明皇后讃仰　宮川　量　7〜14
通信　笹井秀恕／樫田五郎／石井漠／檜垣逸代／杉
鮫太郎／鈴木恂／和泉徳一／中村清子／川田晃輝　15〜18
反響　癩救済の資源問題として愛国慈善切手運動提唱
中村静夫／土井晩翠／児玉玄三／土井八枝／村島
帰之／土屋肇、シタ／太田角造／塩沼英之助／三室
戸敬香　19〜22
京都　虫明　漁人　22
文苑　短文
休息の時を与へられて　太田あさし　23〜24
馬鈴薯　安芸　冠峰　24〜25
待望の慰問　あつた生　25〜26
墓口　明石　海人　26
新しき世界　はやし　26
遺稿　秋冷の譜／凪／島暮し　坂井　新一　28〜29
詩謡会雑報　青　路　28〜29
詩
恐ろしき夢　山本田木男　30
寂人の勇者　内田　静生　30
自画像　三尾　玲児　31
刹那の力と美　青木　勝　32
追悼　川口　沓一　32
生活　高橋コウレイ　33
死　山田　青路　33
彼岸　山田　晴美　34
小曲　雲　大竹　憲雄　34
坂井新一兄の葬式に列して　大木　繁樹　35
楓の蔭歌壇　藤木照子／国原生／汀子／たまの／船越
三郎／溝淵マサエ／東洋癩生　楓の蔭歌壇　36〜38
愛生短歌　明石海人／山田はじめ／近江忠雄／久保
忠雄／今哀花／望月章司／鈴木寿恵保／島ミサキ／
原田一夫／重岡徹二／青山伝二郎　小熊生（選）　39〜43
長島短歌会報　長野／山田／今津／藤田／鈴木／大竹
／近江／常国／明石　長島短歌会　43
光ヶ丘俳壇　光田愛生／林三三子／田尻浩／野竹素海

／阪井青蛙／宮川量／井上謙／永井健児／大西汀子／小川真砂子 ほか　光ケ丘俳壇　44〜45
俳句　雑詠　小松天峡／久保久甫／伊達おさむ／鈴木ます男／出海帆船／秋山野菊／住田孤村／小又梅星／福田秋月／川口清 ほか　齋藤ふさを（選）　46〜49
児童文芸　ひなと／秀長／正信／富／菊翁／正明／春夫　50〜51
故郷より故郷へ（自叙伝の十二）　山田呵々子　52〜60
小鹿島更生園便り　61
編集後記　61
長島愛生園慰安会寄附金寄附者芳名／『同胞の家』十坪住宅建設資金寄附者芳名／寄附物品（書籍之部）／寄附物品（雑品其他）　62〜65
愛生日誌　65

第5巻第3号　一九三五（昭和一〇）年三月三一日発行

（＊写真）春たけなわ　長崎特有浜大根の花　表紙
長島愛生園一覧　表紙裏
（＊写真）長島神社鎮座式／つれづれの友　(5)〜(7)
病める同朋を思ひて　智子御裏方（作歌）、東京音楽学校（作曲）　(8)〜(9)
（＊写真）愛は海を越えて　(10)
長島神社霊鎮座式祭文　光田　健輔　1
癩の根絶資金と富籤法案　四谷　義行　2〜3
愛園切手の行方　林　文雄　3〜5
ピックアップ
六十七議会に国民同盟より国民保健施設費富籤法案提出　6
六十七議会に登場せる癩問題　7
今議会に提案されし愛国慈善切手運動　8〜9
癩患者の慰安　10
通信　ガス／後藤幹事／久保武三／土屋肇／近藤千枝　11
勿体ないと言ふ事を知る事　西田　天香　12〜25
わが体験の宗教を語る
釈尊と我が日宗　久保　泉水　26〜27
私の宗教観　青木　勝　27〜29
春と復活　杉田　星雫　29〜31
『復活祭を迎ふるに当りて』　松村　雅美　31〜33

〝愛よ貫け！〟　光尾　怜児　33〜34
復活の歓び　近江　忠雄　35〜37
詩
早春幻想　明石　海人　38
病愁の譜　高橋コウレイ　38〜39
〝無限〟　山路　鶴子　39
秋風断章　寛　雄児　40〜41
小曲
渚に立てば　大　木　生　41
追憶の夢　瀬戸美佐緒　41
民謡
浮世峠　青木　勝　42
秋の夜を　大前田　靖　42
童謡
松ぼくり　河口　沓一　43
雪の朝　杉江　重美　43
十五夜　羽藤　害　44
雨後の丘　大前田　靖　44
総評（『日本詩壇』二月号投稿作品）　藤本　浩一　45
後記　靖　生　45
楓の蔭歌壇　船越三郎／東洋癩生／真砂子／溝淵正枝／玉野　楓の蔭歌壇　46〜47
長島短歌　明石海人／山田はじめ／山口義郎／小島ミサキ／重岡徹二／三木寂光／山田澄夫／松本守人／原一夫／青山伝九郎／秋山志津夫／藤田政義／大竹島緒　小熊星（選）　48〜51
長島短歌会報　明石海人／目白四朗／長野／松村／宮川／山田／大竹／鈴木／佐々木／小川／松本／平田／堀川 ほか　長島短歌会　48〜51
光ケ丘俳壇　光田愛生／山地鶴子／大西汀子／林三三子／田尻ひろし／阪井青蛙／野竹素海／西岡木虚／永井健児 ほか　光ケ丘俳壇　52〜53
俳句　雑詠　藤樹浩水／小倉松星／伊達おさむ／秋山野菊／小松天峡／久保久甫／木野素人／玉置あいこ／中村和子 ほか　斉藤ふさを（選）　54〜57
児童欄　秀長／正信／害／正明／雛登／春雄／菊扇　58〜59
創作　寂光(1)　南　生　60〜64
故郷より故郷へ　自叙伝の十三　山田呵々子　64〜71
長島愛生園慰安会寄附金寄附者芳名／「同胞の家」十坪

住宅建設資金寄附者芳名／寄附物品（書籍之部） 72〜73
愛生日誌 74
編集後記 (77)

第5巻第4号 一九三五（昭和一〇）年四月三〇日発行

（＊写真）春日のどか　長島新良田風景 表紙
長島愛生園一覧 表紙裏
（＊写真）長島に御目見の大象？／踊る!!! 祖国浄化の？力！／〃母〃を讃えて (5)〜(8)
巻頭言　癩患者の一斉調査と我等の覚悟 四谷　義行 1
追撃急なる可し 光田　健輔 2〜3
祖国浄化の理想 岡田　文秀 3〜4
愛生園を訪ねて 松崎　留吉 4〜8
偶感二則 杉　鮫太郎 8〜11
皮膚研だより 桜井　方策 12〜13
通信　河野多美／吉崎三男／某 14
遍路行 溝淵　昌枝 15〜18
実話　懐しき故郷から愛生園へ 義本整多郎 19〜23
碧空を望みて 玉置　愛子 24〜25
吾が東亜の生命線　北満便り 黒岩　助義 26
創作　寂光（其の二） 南　生 27〜31
詩
逃避者 青木　勝 32
岩 大木　生 32
小曲　忘れ貝 瀬戸美佐緒 33
民謡
梅が咲いたよ 大木　生 33
種播き 山田　晴美 34
病舎の夜 大前田　靖 34
童謡
松並木 大竹　島緒 34
松ぼくり 明石　海人 35
松葉かき 今　哀花 35
松ぼくり 青木　勝 36
松まり 大前田　靖 36
五月号投書原稿総評 藤木　浩一 37
詩謡会雑報 37

楓の蔭歌壇　東洋癩／山路鶴子／溝淵昌枝／船越三郎／真砂子　楓の蔭歌壇　38
愛生短歌推薦　ＡＫよりのベートーヴエン合唱交響曲の放送をきく　明石　海人　39～40
愛生短歌　山口義郎／秋山志津雄／松本如月／山田はじめ／平田農夫也／青山伝次郎／松本隆一／久保忠雄／青海みつる ほか　小熊星（選）43～45
長島短歌会々報　杉鮫太郎先生歓迎歌会　白川／大竹／常国／田尻／杉／長野／明石／高見／山田／堀川／小川　長島短歌会　45
光ケ丘俳壇　長島愛生／林三々子／田尻ひろし／大西汀子／立川のぼる／永井石松子／青山一々子／野竹素海／阪井青蛙／多賀三四子／山地鶴女／安達英子／溝渕昌枝／神宮六々子　光ケ丘俳壇　46～47
俳句　雑詠　中村和子／伊達おさむ／小松天峡／岩田清水／小倉松星／福田秋月／川崎文川／難波いさむ／大原仙女 ほか　斉藤ふきを（選）48～51
児童文芸　秀長／花子／ユリ子／和江／寤／春夫／菊翁／正信／ひなと　52～53
故郷より故郷へ（自叙伝の十四）　山田呵々子　54～61
愛生日誌　62
長島愛生園慰安寄附金寄附者芳名／『同胞の家』十坪住宅建設資金寄附者芳名／寄附物品（書籍之部）63～65
編集後記　(67)

第5巻第5号〔癩予防デー準備号〕

一九三五（昭和一〇）年五月三一日発行

（＊写真）本年癩予防デーのポスター　表紙
長島愛生園一覧　表紙裏
大蘇鉄寄贈さる　長野萩花／明石海人／佐々木清子／高見孝／藤田政義／山田一／小林資光／大竹島緒／山口義郎／林文雄／宮川犀　(5)
（＊写真）明朗!? 長島初夏のニュース　(6)～(7)
慰廃園大塚かね子夫人を御迎へして　明石　海人　(8)
巻頭言　癩予防デーに直面して療養所の拡張を絶叫す　四谷　義行　1
癩予防週間を前にして　光田　健輔　2～3
いざ戦はん　林　文雄　3～5

不滅の栄光　慰廃園建設前十ケ年苦心秘話　愛　生　子　6〜12
同胞に訴ふ
〝救はれざる病友へ〟　樹越　憲之　13〜15
悩み迷ふ病友よ　小羽　保夫　15〜17
若葉の陰　瀬戸　和夫　17〜18
痴者痴信（其ノ一）　秋山　信義　19〜21
早や揚る癩運動の狼火？
山口県の癩運動　村田　繁一　22
横浜の癩運動　太田　角造　22
通信　野口／岩田四郎／今井よね／土屋みた子／土井
八枝／フエルナンデス／堀切参郎／平松措大／後藤
／北村健司／平岡貞　23〜27
愛生座観劇記　グリーンの緞帳に栄光あれ
三村　宣而　28〜32
歌集　銀の芽　愛　生　子　32
創作　〝寂光〟（其の三）　南　生　33〜37
もう夏だね　喜　美　子　37
もう夏だね　和　市　37
遺稿　高橋コウレイ　38〜39
感想　故高橋兄と詩　青　木　38〜39
コーレイ兄追悼
無限の鏡面　明石　海人　40
生命の一線　三丈内　寿　40〜41
有限の生活　詩友高橋コーレイ氏の御霊に献ぐ
山田　晴美　41
〝物語をのせて〟　故高橋兄に捧ぐ
青木　勝　42
焦心　河口　沓一　43
無題　故高橋コウレイさんに捧ぐ
大前田　靖　43
楓の蔭歌壇　杉鮫太郎／国原ひろし／東洋癩生／
真砂子／溝淵昌枝／伊勢あや子　楓の蔭歌壇　44〜45
捨鐘鈔　杉　鮫太郎　46〜48
遺作集　高橋コウレイ　50〜52
追悼歌　関三つ葉／東洋癩生／小林資光／明石海人／
藤田政義／山口義郎／長野萩花／山田一／三木寂花
／佐々木守／高見孝／今哀花　長島短歌会　53
長島短歌　長野萩花／山田はじめ／山本尾子／久保
忠夫／秋山志津夫／山口義郎／松本守人／春日井

栄一／藤田政義／明石海人／大竹島緒　小熊生（選）　54〜57
光ケ丘俳壇　光田長濤／林三々子／田尻いさむ／立川のぼる／永井石松子／小川正子／上尾南星／大西汀子／野竹素海　ほか　光ケ丘俳壇　58〜60
蕗の芽会俳句　雑詠　本間のぼる／粕谷つばさ／藤樹浩水／小松天峡／木野素人／三木寂花／秋山野菊／中下清芽　ほか　蕗の芽会、神宮六々子（選）　61〜65
児童文芸　安子／菊翁／千代子／雛登／ユリ子／和子／はじめ　66〜67
故郷より故郷へ　自叙伝の十五　山田呵々子　68〜75
愛生日誌　76
「同胞の家」十坪住宅建設資金寄附者芳名／長島愛生園慰安会寄附金寄附者芳名／寄附物品（書籍之部）　77〜79
編集後記　愛　生　子　(81)

第5巻第6号　一九三五（昭和一〇）年六月三〇日発行

（＊写真）涼味　長島近海の大網立廻しの光景　表紙
長島愛生園一覧　表紙裏
（＊写真）つれづれの友　(5)〜(6)
巻頭言　緊褌一番を要するの秋　四谷　義行　1
癩問題に関する婦人の責務　光田　健輔　2〜6
癩予防デーの或る報せ　多田　貞久　7〜9
琵琶歌　光明皇后讃仰　島　緑郎　10〜11
汽車の窓より　松崎　留吉　12〜13
長島愛生園を訪ふ　平松　措大　13〜19
旅から旅へ（一名ルンペン業）　ツカダ・キタロウ　19〜21
癩救済史料　其ノ一　宮川　量　22〜27
随筆　嶋の片隅にて　林　草平　28〜30
痴者痴信（其ノ二）　秋山　信義　31〜33
通信　呉賢寿／佐谷／出射一郎／土井八枝／植木三郎／今谷逸之助／林理吉　34〜35
癩予防週間の片々　巡講地便り？　立川／林／田尻　36〜37
予防週間　反響　後藤／鈴木恂／高木緑　37
戯曲　苦幻春秋　二幕　三村　専治　38〜51
ニュース　52

詩・民謡・童謡・小曲　藤本浩一選
詩
石に寄す　大木　繁樹　54
白日幻想　明石　海人　54
Ｆ子よ　青木　勝　55
思ひ出す時　望月　達也　55
民謡
レールの果てまで　望月　達也　56
来たか燕よ　山田　晴美　56
拭けよ涙を　島山みどり　56
月の夜道で　重岡　徹二　57
園　川口　清　57
童謡
温い真昼　賓田　良一　58
かけくら　望月　達也　58
薄い冬月　賓田　良一　58～59
雨後の丘　山田　青路　59
小曲
夢の日　瀬戸美佐緒　60
谷の温泉　山田　青路　60
逝く人　重岡　徹二　60～61
詩　レプラの郷愁　葦原　敬三　61
総評（詩謡会春季特別募集）　藤本　浩一　62～63
選評　62～63
雑記帖　63
お便り　藤本　浩一　64
楓の蔭歌壇　美智子／園三千代／真砂子／東洋癩生／宗千代子／田村タマノ　楓の蔭歌壇　65～66
長島短歌　山木尾子／山口義郎／山田はじめ／長野荻花／久保たゞを／秋山志津雄／潮公文／重岡徹二／青海みつる／松本隆一／岡崎昇／明石海人／大竹島緒　長島短歌会　68～75
島の歌会　常国／宮川／小林／小川／山田／野田／林／大竹／大西／佐々木／小熊星／山口／ユキ子／キヨ子／秋山／雅美／明石　島の歌会　76
光ケ丘俳壇　光田長濤／神宮六々子／小川真砂子／山地鶴女／林三々子／田尻いさむ／立川のぼる／永井石松子／野竹素海 ほか　光ケ丘俳壇　77～79
俳壇便り　吉崎　三柳　80
俳句　雑詠　蕗の芽会　秋山野菊／伊達おさむ／住田

孤村／福田秋月／玉木あい子／谷口風鈴／難波
いさむ ほか　蕗の芽会、神宮六々子（選）　81～86
故郷より故郷へ（自叙伝十六）　山田呵々子　87～94
愛生日誌（自五月十六日至六月十五日）　95
長島愛生園慰安寄附金寄附者芳名／『同胞の家』十坪住
宅建設資金寄附者芳名／寄附物品（書籍之部）　96～99
編集後記　編　集　子　(101)

第5巻第7号　一九三五（昭和一〇）年七月三〇日発行

（＊写真）愛生園第一回朝顔品評会の優秀品　帝国の光　表紙
長島愛生園一覧　表紙裏
（＊写真）『つれづれの友となりても』の御歌に答へ奉らんとて　(5)
大森政務次官を歓迎して島人の歌へる
明石海人、松星、浩水　(5)
（＊写真）島の夏姿　(6)
巻頭言　艱難と希望　四谷　義行　1
沖縄県癩患者救済の急務を訴ふ　光田　健輔　2～4
内務政務次官大森男爵（講話）　記　者　4～5
癩予防週間講演会実績調　6～9
台湾の救癩運動　林　文雄　10～15
愛知／鳥取　両県下の癩予防週間　神宮　良一　16～20
山口講演旅行記　田尻　敢　21～24
兵庫県下を園長に随行するの記　立川　昇　24～27
病友追悼俳句　蕗之芽会　27
反響　綱脇龍妙／岩下壮一／小栗恒子／篠原雪子／岩瀬博之／岡本時雄／小野直一／大内恒／三田谷啓／佐藤慶太郎／川上豊／太田角造 ほか　28～32
癩救済史料　其ノ二　宮川　量　33～38
千里の堤と蟻の穴（旅から旅へ　その二）
ツカダ・キタロウ　39～41
〝観賞生活〟と療養所農芸作業の一使命
蟷　螂　生　42～44
木の香も新しい第一愛知寮に入りし感謝
河田　くり　44～45
痴者痴信（其ノ三）　秋山　信義　46～48
戯曲　苦幻春秋　一幕　三村　専治　49～60
一字千金欄　長　濤　生　61

楓の蔭歌壇　宮川量／林文雄／三田谷啓／国原ひろし
／真砂子／玉野／　楓の蔭歌壇　62～64
長島短歌　大竹島緒／山本尾子／山口義郎／長野萩香
／藤枝静雄／平田農夫也／久保たゞを／潮公文／
秋山志津雄／明石海人／　長島短歌会　65～73
光ケ丘俳壇　光田長濤／林三三子／田尻ひろし／大西
汀女／立川昇／永井石松子／宮川量／上尾南星／
坂井青蛙／西岡木虚／安達英子　光ケ丘俳壇　74～76
俳句　雑詠　蕗の芽会　秋山野菊／山田はじむ／古谷
さがみ／寺部愛生／久保久甫／福田秋月／岡田雲月
／山口初穂 ほか　神宮六々子（選）77～81
愛生日誌　82
長島愛生園慰安寄附金寄附者芳名／『同胞の家』十坪住
宅建設資金寄附者芳名／寄附物品（書籍之部）83～85
編集後記　編　集　子　(87)

第5巻第8号　一九三五（昭和一〇）年八月三〇日発行

（＊写真）しのび寄る秋　長島近海・初秋の夕映　表紙
長島愛生園一覧　表紙裏
愛生日誌　(3)
巻頭言　外島保養院の復興　四谷　義行　1
夏は緑の木陰　高野　六郎　2～4
朝鮮に於ける癩病の史的考察　李　承　漢　4～5
癩救済史料　其ノ三　宮川　量　6～11
お便り　内藤総一／長瀬川初音　11
創作　とん坊　瀬戸　和夫　12～17
詩
凍つた海　あかし生　18
出雲路の旅　三丈　内寿　18～19
小曲
春情　川口　沓一　20
追憶　山路　鶴子　20
民謡　笑ひしやんすな（仮題道化師）　大前　田靖　21
童謡「ねんね　おねんね」（母の無い子へ子守歌）　大前田　靖　21
光ケ丘俳壇　光田長濤／林三々子／田尻ひろし／永井
石松子／大西汀子／阪井青蛙／上尾南星／桑野雪女
／安達英子／多賀三四子／神宮六々子

俳句　雑詠　蕗の芽会　粕谷つばさ／藤樹浩水／玉木
愛子／川崎文川／大原仙女／秋山野菊／平田雲龍／
小山善々ほか　蕗の芽会、神宮六々子（選）　24～28
長島愛生園慰安会寄附金品報告　29
編集後記　編　集　子　(33)

第5巻第9号　一九三五（昭和一〇）年九月三〇日発行

（＊写真）島の秋　入園者が開拓せし道　表紙
長島愛生園一覧　表紙裏
（＊写真）光ヶ丘／長島の全貌　(5)～(6)
巻頭言　更正癩根絶二十年計画に就いて
四谷　義行　1
外島保養院の復興と救癩『ブロック』形成の新意義
光田　健輔　2～4
外島復興に就て　石　井　4～5
琵琶歌　噫‼ 中野看護婦長　内田　静生　6～10
〔「遭難の外島保養院に捧ぐる琵琶歌」入選作者氏名〕　11
管外追放　外島遭難一周年を迎へて　光ケ丘俳壇　22～23
追憶の涙新なり　風水害一周年を迎へて
井上　謙　12～13
忘れられぬこと　保田　耕　14～15
追憶も悲し　入沢慶太郎　16～17
〝偶感〟　細野　義夫　18
思ひ出のコスモス　山下まつえ　18～19
追憶のまゝに　坂井まさる　20～21
ニュース　22～23
通信欄　ヂー・エイチ・マキン／イー・ビー・
シヤープ／飯野るつ子／古賀貞／貝原珴璋　24～25
眩惑された五坪の家　松崎　留吉　26～28
孝養美談　癩病に悩む実父と養父に仕へし
米沢　義孝　28～31
随筆『玉』　錫コスモス　31～33
痴者痴信（其ノ四）　秋山　信義　35～39
一字千金欄　簡単なる汚物焼却の装置／碧海水の四徳
／海藻の利用／障子張りの秘訣
長濤生、日出生　40～41
愛生寸言　葭　雪　生　41
詩　外島に捧ぐ　長島詩謡会

廃墟を築く　明石　大二　42
外島を憶ふ　みたけうちひさ　43
傷心に芽ぐむもの／逝く秋　山路　鶴子　44～45
悲哀　川口　沓一　45
傾く地軸　明石　大二　46
民謡
残り月　山田　晴美　47
無縁仏と　山田　青路　48
秋が来ただよ　沖原　徹二　48
童謡
親子蟹　山田　青路　49
詩謡会会報　49
楓の蔭歌壇　船越三郎／小川正子／国原ひろし／田村たまの　楓の蔭歌壇　50～51
光ケ丘俳壇　林三三子／田尻ひろし／宮川東洋／永井石松子／野竹素海／阪井青蛙／上尾南星／大西汀子／安達英子／伊勢綾子／多賀三四子／山地鶴子／神宮六々子　光ケ丘俳壇　51～52
長島短歌　鈴木寿恵穂／平田農夫也／山口義郎／久保忠夫／潮公文／明石海人／長野萩香
俳句　雑詠　蕗の芽会　長島短歌会　54～59
帆舟／福田秋月／寺部愛生／中村和子／谷口風鈴／久保久甫／久保一穂／出海
山本桃水 ほか　蕗の芽会、神宮六々子（選）　60～64
懸賞短歌　夏季雑詠　吉田キンヱ／大竹島緒／佐々木守／佐々木すみ／長崎盛史／原よし津／鈴木寿恵保ほか　小熊生（選）、東洋癩（選）　65
ラヂオドラマ　明暗日記　満洲の野　三村　専治　66～71
愛生日誌　72
長島愛生園慰安会寄附金報告／「同胞の家」十坪住宅建設資金寄附者芳名／寄附物品（書籍之部）　73～75
編集後記　編　集　子　75

第5巻第10号　一九三五（昭和一〇）年一〇月三〇日発行

（＊写真）岡山医大見学団一行　表紙
長島愛生園一覧　表紙裏
ニュース　(4)
（＊写真）島のニユス　(5)～(6)

特集欄
（＊写真）入江皇太后宮大夫御来園記念撮影　1
（＊漢詩）歓迎漢詩　光田　健輔　2
入江大夫閣下の挨拶　入江　相政　2〜3
歓迎詩　黎明　山田　青虹　4
迎歓短歌　明石海人／大竹島緒／佐々木すみ江／長野萩香／堀川砂二郎／佐々木もりを　長島詩謡会　5
歓迎句　斉藤ふさを／藤樹浩水／小倉松星／橋本秋暁子／古谷さがみ／吉田万山／藤井未明／赤木半歩／小山善々子　ほか　蕗の芽会　6〜7
歓迎の辞　少年代表　8
感謝の辞　入園者総代　8
巻頭言　星塚敬愛園の誕生を祝す　四谷　義行　1
内鮮新興二国立癩療養所の開園を祝福す　光田　健輔　2〜3
星塚敬愛園が出来るまでの話　高野　六郎　4〜5
星塚敬愛園の誕生迄　霜崎　清　6〜10
星塚敬愛園の開園　松崎　留吉　10〜13
通信欄　星塚敬愛園第一信　姶良野に立ちて　高野六郎／林文雄／檜垣逸代／全生子　14〜15
童話　愛の歌　山中喜美子　16〜19
長島と長島の植物　秋山　信義　20〜22
ラジオと私達　林　草平　22〜24
思ひ出す歌一首　明石　海人　26〜27
長島短歌　大竹島緒／小山和男／潮公文／河口杳一／鈴木寿恵保／春日井栄一／沖原重雄／清水英一／松井小波／山田はじめ　ほか　長島短歌会　28〜37
三つ四つ　出船に際して　大竹　島緒　38〜39
詩
五月の焦燥　青木　勝　40
丘の上の子供の家　明石　大二　40〜41
疲労　おほ・しげる　42
小曲
憧れ　山田　晴美　42
民謡
筑紫恋ひしや　南十字星　43
里ごころ　大竹　島緒　44
旅鴉　レプラ放浪の唄（2）　山田　青路　44
童謡　追憶　マサル・アヲキ　45

俳句　雑詠　蕗の芽会　角振てるみつ／中村和子／
川崎文川／小坂一松／福田秋月／久保久甫／山本
桃水ほか　蕗の芽会、神宮六々子（選）　46～51
ラジオドラマ　明暗日記　第二景・第三景
三村　専治　52～66
愛生日誌　67
長島愛生園慰安会寄附金報告／「同胞の家」十坪住宅建
設資金寄附者芳名／寄贈物品（書籍之部）　68～69
編集後記　編　集　子　(73)

第5巻第11号　一九三五（昭和一〇）年一二月一〇日発行

（＊写真）暁鐘　朝の「恵の鐘」楼上より　表紙
長島愛生園一覧　表紙裏
ニュース「恵の鐘」撞初式　朝日世界ニュースに入る　特1
（＊写真）内務大臣訓示要旨／島のニュース／〝恵の鐘〟
遂に竣成　特2～特4
御訓話　大谷　紝子　特5
式辞　光田　健輔　特6
答辞　長島愛生園入園者総代　特7
『恵の鐘』建立工事報告　行光　若一　特8
（＊短歌）　長野節雄、堀川砂二郎、明石海人　特9
『恵の鐘』撞初式の放送を終へて　小此木通孝　特10～特11
撞初式々次及全国中継ラヂオ放送時間表　特11
『恵の鐘』撞初式実況　長島愛生園より中継
木　村　生　特12～特15
響流十方　宮内／入江／高野／内務省予防課一同／
大谷尊由／入澤達吉／佐々木／林／堀切三郎／飯野
十造／宮川有慶　特16
祝辞　多久安信／安達福太郎／浜田光雄／億川摂三／
桜井円次郎／塩沼英之助／横田久／毛涯鴻／小林
八子男／キシヲ／藤田恒男／長崎次郎／本田ちゑ子
／春山／大山星花／中島／靖生／久生／瀬戸生／
中村生　特17～特19
恵の鐘建立まで　栗下　信策　特20～特21
感想文
恵の鐘よ全日本の涯に響け　山路零之介　特21～特22
暁鐘　小山　和男　特22

児童祝賀文芸　恵の鐘　雛登／ユリ子／末義／花子／
十造／君江／和江　愛生学園　特23
祝賀文芸
〔感想文〕
恵の鐘　和江、花子　特23〜特24
お母さんへ　ユリ子　特24
詩
開園五周年と「恵の鐘」落成祝賀会の佳き日に
あたり　青木　勝　特25
民謡
恵みの鐘　明石　海人　特25
鐘が鳴る　山田　晴美　特25
短歌　開園五周年及恵の鐘落成祝賀　長野節雄／
明石海人／木村章之助　特26
俳句　開園五周年及恵の鐘落成祝賀　松星／浩水／
天峡／ふさを／まさる　特27
（＊写真）正にスタート!?　1
巻頭言に代へて　1
開園五周年を迎ふ　四谷　義行　2〜3
五周年を迎ふ　光田　健輔　3〜5
（＊漢詩）第八回癩学会閉会　億　川　生　5
五周年記念日が近づいた　松崎　留吉　6〜7
開園五周年記念回顧　山田　清成　8〜19
檄　第八回日本癩学会の雄叫び
建国二千六百年時迄に癩患一万人収容施設実現方
陳情書　20
第三区府県立保養院復旧工事促進に関する陳情書
佐谷　有吉　21
朝鮮小鹿島更生園　落成式を参観するの記
田尻　敢　22〜27
故郷の風と愛生の風　吉元整太牢　28〜30
開園五周年記念に際しての感想　国本みのる　31
第一印象　茨　玉砕　31〜32
入園一周年を迎へて　小川　秋水　32〜34
通信欄　佐野恵作／溝口／尾上正雄／鈴木義隆・木村
繁・上田芳郎　35
長島と長島の植物（二）　秋山　信義　36〜42
詩謡
（＊写真）長島の秋　44
残照は没しない　佐藤　信重　46

詩
家具　南　十字星　47
帰命（「ソルヴェヂの歌」に題す）　明石　海人　48
止まざるもの／果物　地上・うごめく影　青木　勝　49〜50
落日／〝たそがれ〟　川口　沓一　50〜51
「花」　山田　青路　51
民謡
煙り軽る〳〵　山田　晴美　52
背戸の灯　青木　勝　52〜53
童謡
墓場の秋　大前田　靖　53
（遺稿詩）汚点　山本田木男　53
残照反響　残照を読みて　土井晩翠／吉野信夫／生田花世／兼田俊夫／犬養智／太田明／小春久一郎／佐藤信重／春野民夫／筧雄児　54〜57
俳句　雑詠　蕗の芽会　本間のぼる／谷口風鈴／久保一穂／小倉松星／坂井まさる／福田秋月／林ひろ志ほか　蕗の芽会、神宮六々子（選）　58〜62
長島短歌　11
林小熊星先生を送る　長島短歌会　64
送行短歌　堀川砂二朗／大竹島緒／小林資光／永野萩香／清水英一／藤田政義／秋山寿恵穂／久保忠雄／山田はじめ／潮公文／山口義郎／明石海人　長島短歌会　65
長島短歌　大竹島緒／河口沓一／永野節雄／潮公文／春日井栄一／秋山志津雄／瀬涯比露紀／森正／鈴木寿恵穂／坦遥二／明石海人　長島短歌会　66〜73
楓の蔭歌壇　園原ひろし／真砂子／東洋癩生　楓の蔭歌壇　74〜75
光ヶ丘俳壇　田尻ひろし／立川のぼる／大西汀子／小川真砂子／宮川東洋／神尾南星／坂井青蛙／安達英子／多賀三四子／山地鶴子／神室六々子　光ケ丘俳壇　76〜77
愛生日誌　78
長島愛生園慰安会寄附金寄附者芳名／『同胞の家』十坪住宅建設資金寄附者芳名／寄附物品（書籍之部）／雑費ノ部　79〜81
編集後記　編集子　(83)

第5巻第12号　一九三五（昭和一〇）年一二月三〇日発行

（＊写真）冬の陽影　少年達が開拓せし望ケ丘道路　表紙
長島愛生園一覧　表紙裏
愛生日誌　(3)～(4)
ニュース　(4)
第五回農産品評会の跡を顧みて　四谷　義行　1～2
非常時に臨んで　光田　健輔　3
癩の同情者　新井歯科医の最後の手紙　新井　菊二　4
み恵の鐘をつく　高野　六郎　5～6
高野先生歓迎短歌　長島短歌会　6
一事千金　寝様と枕　長　濤　生　7
雄叫び「光は東方より」　東洋　癩生　7
十二月詩謡欄
童謡
石段／どの道帰へろ　杉江　重美　8
帰へり道／秋の日　実山　良三　9
夕やけ／夕日　川口　沓一　10
日暮　山田　青路　11
小曲
薔薇　山田　青路　11
詩
鏡にむかひて　青木　勝　12
愛の歌の天才児　国立宮古療養所看護婦阿部姉へ
寄す　国本みのる　12～13
民謡
小包　山田　晴美　13
後記　13
長島短歌　宇田川克衛／山田はじめ／永野節夫／潮
公文／瀬涯比露紀／鈴木寿恵穂／森阿佐男／志賀
文津粉／森正　ほか　長島短歌会　14～21
俳句　雑詠　蕗の芽会　難波いさむ／松本一二三／
藤井未明／秋山松籟／敦香重夫／出海帆船／山本
桃水　ほか　蕗の芽会、神宮六々子（選）　22～27
楓の蔭歌壇　真　砂　子　28
光ケ丘俳壇　光田長濤／宮川東洋／大西汀子／小川
正子／上尾南星／坂井青蛙／桑野雪女／安達英子／
多賀三四子／神宮六々子　光ケ丘俳壇　29
長島愛生園慰安会寄附金報告／長島愛生園慰安会寄附

金寄附者芳名／寄附物品（書籍之部）／雑品ノ部　30～31
編集後記　(33)

第6巻第1号　一九三六（昭和一一）年一月三〇日発行

（＊写真）光と音に明け行く皇紀二五九六年第一の朝
「恵の鐘」楼上から　表紙
長島愛生園一覧　表紙裏
ニュース　(4)
（＊写真）〃海上雲遠〃／島のニュース　(5)～(6)
（＊短歌）　昭和天皇、皇后宮、皇太后宮　(5)
巻頭言　新春の希望と覚悟　四谷　義行　1
迅速に癩養所を拡張すべし　光田　健輔　2～4
癩施設一万床を目指して　草間　弘司　4～5
癩療養施設の現況　霜崎　清　5～11、23
雄々しき産声を挙げた衛生省期成同盟　直ちに外廓
運動に着手　12～15
小鹿島見聞　高野　六郎　15～19
復生病院と身延深敬病院の創立因縁
綱脇　龍妙　20～23
吾等の慈父光田園長の還暦を祝す　苦闘救癩四十年に
報ゆる感謝の嵐
祝賀詩　吾等の園長先生に捧ぐ　長島詩謡会　24
祝歌　十時惟雄／東洋癩生／溝淵昌枝／小川正子
／国原ひろし／明石海人
楓蔭歌壇、長島短歌会　25
祝句　上尾耿介／坂井青蛙／田尻ひろし／神宮六々子
／ふさを／松星／浩水／てるみつ
光ケ丘俳壇、蕗の芽会　25
〃昔と今〃　宮川　量　26～30
御歌記念の進歩　R　生　30
愛国慈善切手の母を迎えて　寮　子　31～33
通信欄　宮岸如空／越阪部生／原澄治／太田角造／
今谷逸之助／梅子／下関梅光女学院四年生音楽部／
神戸女学院学生自治会／森川清水／古里和夫／竹原
哲夫　34～35
楓の蔭歌壇　小川正子／十時惟雄／東洋癩生／国原
ひろし　楓の蔭歌壇　36～37
光ケ丘俳壇　光田長濤／林三々子／塩沼英坊／田尻

ひろし／立川のぼる／永井石松子／大西汀子／小川正子／前田悌子 ほか
俳句　雑詠　蕗の芽会　谷口風鈴／寺部愛生／久保久甫／角振てるみつ／難波いさむ／秋山松籟／河崎文川ほか　光ケ丘俳壇　38〜40
蕗の芽会、神宮六々子（選）　41〜46
長島短歌　堀川兵庫／宇田川克衛／長野節夫／平田一枝／山口義郎／松井小波／川村渉／木星政美／鈴木寿恵穂／瀬涯比露紀 ほか　長島短歌会　47〜56
秋季懸賞短歌作品　八幡幸一／河口沓一／鈴木寿恵穂／三木寂花／瀬涯比露紀／大柴新二／菊本源九郎／松井小波／知念政雄　田尻（選）　57
秋季懸賞短歌作品　菊本源九郎／平田正一／木星政美／筑紫芝郎／宇田川克衛／鈴木蜻蛉／大柴たもつ／松井小波／福沢秀夫／菊本源九　宮川（選）　57
明石海人氏日本歌人準同人推薦祝賀会　海人／義郎／克衛／はじめ／節夫／公文／栄一　58
長島詩謡
海上雲遠　藤本　浩一　59
淡路島　晴れて　神尾　耿竹　60
詩・小曲・民謡・童謡　藤本浩一（選）
詩
入江の五月　青木　勝　61
白花の賦／秋の日　明石　海人　62〜63
レプラ　山田　青路　63〜64
体温表　川口　沓一　64
ランプ　大木しげる　64
小曲
母　明石　海人　65
電気スタンド　青木　勝　65〜66
想出　山田　青路　66
追憶　島田　弥生　66〜67
秋寥　河口　沓一　67
詩・小曲選評　藤本　浩一　67
民謡
旅鴉　レプラ放浪の唄（2）　山田　青路　68
おいら若いに　青木　勝　68
落穂拾い　山田　晴美　68〜69
秋の山道　山田　青路　69
鐘が鳴る　山田　晴美　69
郷愁　大竹　島緒　70

荒磯蟹　沖原　徹二　70
童謡
　秋晴れ　河口　沓一　71
　蟷螂　島丘　素情　71
　蜜柑のお里　山田　晴美　71～72
　凩　本間　昇　72
　追憶　青木　勝　72
秋季文芸「詩謡」選後感　藤本　浩一　73～74
民謡童謡選評　藤本　浩一　73
後記　74
望ケ丘児童作品　幸子／安子／シゲ子／一夫／実／清一／ユリ子／菊翁／栄男／正明／花子／正一／和江　75～76
故郷より故郷へ（自叙伝の十）　山田呵々子　77～84
愛生日誌　85
長島愛生園慰安会寄附金報告／長島愛生園慰安会寄附金寄附者芳名／寄附物品（書籍之部）　86～88
編集後記　(91)

第6巻第2号〈特集　四国の癩を救へ〉

一九三六（昭和一一）年二月二九日発行

表紙
（＊写真）〔四国の地図〕　表紙裏
長島愛生園一覧　(4)
ニュース　(5)～(6)
（＊写真）春の声／島のニュース
巻頭言　四国と癩　四谷　義行　1
四国の癩を速やかに救済すべし　光田　健輔　2～5
救癩問題に関心を持たれよ　土井　八枝　6～8
土佐への旅　小川　正子　6～26
救はれた喜び　や　く　子　26～27
土佐へ再び（その二）　小川　正子　27～39
四国の癩を救ふ一方法として　十坪住宅運動を叫ぶ　39
四国の病友方へ　川　崎　生　40～48
愛生園園歌　48
救癩史雑考　多田　貞久　49～51
皮膚研随筆　桜井　方策　52～54
宿命　杉　鮫太郎　54～57
癩予防協会募集「癩予防宣伝映画素材」本園入選者

文川　ほか　57
内海秘史　飛鳥井姫　三幕　三村　専治　58～64
歴史物語　明石　海人　65～66
明石海人氏日本詩壇同人推薦祝賀会後記
青木　勝　65～66
入江の五月２　暁の鏡面　青木　勝　67～68
友よ現実に生きよ　国本　隔離　68
歌謡
愛の花咲く　山田　晴美　69
旅の黄昏　神尾　耿介　69～70
心一途に　山田　青路　70
詩
掌　おほしげる　71
首棚　神尾　耿介　71～72
冬近き墓場に　山田　青路　72
長島短歌　鈴木蜻蛉／宇田川克衛／長野節雄／瀬涯
比露紀／森阿佐緒／松井小波／鈴木末穂／牧村洋／
小松二郎／富田清子　ほか　長島短歌会　73～82
俳句　雑詠　蕗の芽会　藤樹浩水／出海帆舟／小倉
松星／角振てるみつ／難波いさむ／山本桃水／河崎
文川　ほか　蕗の芽会、神宮六々子（選）　83～88
楓蔭の歌壇　小此木通孝／内田守人／田尻敢／小川
正子／十時惟雄　楓蔭の歌壇　89～92
光ヶ丘俳壇　光田長濤／林二三子／塩沼英坊／守田守
／田尻ひろし／宮川東洋／永井石松子／大山星花／
野竹素海／上尾耿介　ほか　光ヶ丘俳壇　93～97
長島詩壇（＊漢詩）　光田長濤、東洋癩　97
故郷から故郷へ（自叙伝の十一）　山田呵々子　98～101
愛性日誌　102
長島愛生園慰安会寄附金報告／『同胞の家』十坪住宅建
設資金寄附者芳名／寄附物品（書籍之部）　103～104
祖国日本の癩を潔めんために愛国慈善切手運動に参加
せよ　105
編集後記　編　集　子　（107）

第6巻第3号　一九三六（昭和一一）年三月三〇日発行

（＊写真）長島木尾の山桜　表紙
長島愛生園一覧　表紙裏
ニュース　長島復興地鎮祭／大島白衣団一行二十五名

／長島愛生園慰問演芸／ハマ癩問題研究会／慈善
邦楽大演奏会／第十回愛生座公開演劇　仮手本忠臣
蔵 (4)
入江皇太后宮大夫閣下の薨去　光田　健輔 (5)
（＊写真）島のニュース (6)
巻頭言　慰安会の法人化と使命の再認識
四谷　義行 1
彼岸談語　光田　健輔 2〜4
外島保養院復興歌　保田　耕 4
ヤップ島便り（南洋庁癩療養所）　十　字　星 5〜12
随筆　春　秋山　信義 12〜14
〔長島の一角に……〕　葭　雪　生 14
通信欄　宇部市長／青井八重ほか／一灯台守／藤井
めぐみ／旧旭自動車従業員有志／一女性／鈴木清美
／松永宜哉／栗津竹雄／慰志者四名 15〜19
詩
入江の五月3　熾炎の霊魂　青木　勝 20〜21
鳶　明石　大二 21
父母・郷愁　大木しげる 22
民謡
猫柳／浜大根　神尾　耿介 22
お母さん　山田　青路 23
俳句　雑詠　蕗の芽会　太田あさし／角振てるみつ／
中村和子／河村一女／鳴海洋水／小山善々子／敦香
重夫／兵頭春水ほか　神宮六々子（選） 24〜30
長島短歌　明海音／山口義郎／宇田川克衛／大竹島緒
／鈴木蜻鈴／瀬戸島子／清水英風郎／山根ナナ子／
牧洋／長野節雄ほか　内田守人（選） 31〜43
選歌をお受けするに当りて　内田　守人 44
内田守人先生歓迎歌会　節雄／島緒／千鶴雄／義郎／
公文／小波／比露紀／英風郎／清子／海人／錦英／
内田 45
楓の蔭歌壇　内田守人／小川正子　楓の蔭歌壇 46〜47
光ケ丘俳壇　光田長濤／田尻ひろし／内田守人／
立川のぼる／小川正子／宮川東洋／三島藤花／溝淵
まさえ／安達英子／多賀三四子／神宮六々子
光ケ丘俳壇 48〜49
戯曲　笛（三幕五場）　小山　和男 50〜54
故郷より故郷へ（自叙伝の十二）　山田呵々子 55〜61
児童欄

思ひ出　志　保　子　62〜65
無題　雛　　登　65
愛生日誌　66
財団法人長島愛生園慰安会寄附行為／長島愛生園慰安会寄附金報告／「同胞の家」十坪住宅建設資金寄附者芳名／寄附物品（書籍之部）　67〜70
編集後記　編　集　子　(73)

第6巻第4号　一九三六（昭和一一）年四月三〇日発行

（＊写真）愛生花園より　表紙
長島愛生園一覧　表紙裏
財団法人長島愛生園慰安会一覧　表紙裏
（＊写真）十坪住宅ニュース　(4)
巻頭言　癩と宗教と宗教家　四谷　義行　1
「ワゼクトミー」二十周年　光田　健輔　2〜6
通信欄　岡山鈴子／石川義一／西内天行／太田角造／武夫生／沖縄　希望の家一同　7〜9
吾が体験の宗教を語る
花咲爺さんお釈迦さま　栗下　信策　10〜11
園葬弔歌　明石　海人　11
信仰上から見た愛生の姿　志波多麗勝　12〜13
私の思出　林　ひろ志　13〜15
「レプラと宗教」一人三影　南　　生　15〜17
宿縁　島の一女　18〜19
詩　虹　望月　達也　19
花祭を迎えて感ずるまゝに　川崎のりみち　20〜22
日常生活に御仏の声を求めて　もりただし　22〜24
現在に目覚め、未来に生きる　国光　友造　24〜26
花祭りを迎へて　岩沢慶次郎　26
長島愛生園入園者宗教別表（昭和十年末現在）　26
癩者と宗教　桐野　俊郎　27〜28
私の信仰　宮武寿美霊　28〜29
或る日の恩師の話　斉藤ふさを　30〜33
逆境より順境へ　イヅミ・久保　33〜35
花祭　高津ユクノ　35〜36
（＊詩）島　望　月　生　36
〝能力の発見〟　星　雫　生　37〜38
寸証　悲しき幸福　松尾勇次郎　39〜40
無題　X　Y　生　40〜42

（＊詩）悔　山田　晴美　41
輝く朝　茨　玉砕　42～44
短歌　松村雅美／坂村均／鈴木末穂／知念正雄　44～45
証言『天来の喜び』　宮本　正男　45～46
感想『宗教の重要性』　藤田　穂心　47～48
詩　空・郷愁　神尾　耿介　49
小曲
別後　神尾　耿介　49
入江の五月　青木　勝　50～51
蛙の鳴く夜　大木しげる　51～52
悲劇スター　国本みのる　52
甦生　52～53
童謡
ひひらぎ　杉江　重治　53
農家の春　古川　弁三　54
帰り道　山下　清　55
私の人形　山根ハナコ　56
歓迎詩会後記　K・A　54～57
長崎短歌　明海音／宇田川克衛／山口義郎／中村しげを／長野節雄／鈴木蜻蛉／瀬涯比露紀／鈴木末穂／瀬戸島子　ほか　内田守人（選）　58～69
北里重夫先生歓迎歌会記　内田／溝淵昌枝／明石海人／山口義郎／宇田川克衛／長野節雄／北里　70
山田一氏推薦祝賀歌会記　山田　一　70
（＊短歌）薔薇園　山田　一　70
俳句　雑詠　蕗の芽会　田村蛍子／川崎文川／林ひろ志／小坂一松／平田雲龍／玉木愛子／藤樹浩水／谷口風鈴　ほか　神宮六々子（選）　71～76
戯曲　笛　続二（三幕五場）　小山　和男　77～81
山口県に於ける癩予防に関する活動状況　山口県衛生課　81
故郷より故郷へ（自叙伝の十三）　山田呵々子　82～88
愛生日誌　89
長崎愛生園慰安会寄附金報告／『同朋の家』十坪住宅建設資金寄附者芳名／寄附物品（書籍之部）　90～91
編集後記　(93)

第6巻第5号　一九三六（昭和一一）年五月三〇日発行

（＊写真）薫風神苑に　長島神社　表紙
長島愛生園一覧　表紙裏
財団法人長島愛生園慰安会一覧　表紙裏
国立癩療養所　ニユース　(4)
（＊写真）島のニユース　五月の賑ひ　(5)～(8)
〝恵の鐘〟愛生園々歌　山田　甚三　1
巻頭言　全国三万の方面委員に訴ふ　四谷　義行　2～3
医師、教育家、方面委員に望む　光田　健輔　4～7
皇恩無限　R　生　7
救癩事業雑感　特に斯業の戦線統一と国民の協力一致を切望す　横田　忠郎　8～14
癩根絶二十ケ年計画　霜崎　清　15～19
全国方面委員に訴ふ　宮川　量　20～24
随筆　旅　西宮　弘　25～26
旅に聴く（一）　療養所の病友に送る　ツカダキタロウ　26～28
詩　癩者　望ヶ丘うたゑ　28
通信欄　入沢達吉／暉峻康範／平井忠美／林英雄／近藤千枝／浅野寿恵子／社会ノ一員／笠松政一　29～31
更正の感激　池野としを　32～38
長島愛生園入園者教育程度調（昭和十年現在）　38
随筆
病室に於ける感想二つ三つ　林　草平　39～41
全国方面委員の方々に　寮　子　41～43
楽園の人となる迄　新川　実　43～45
病苦より法悦へ　阿　字　子　45～46
憶ひ出　兵頭　春水　46～48
楓の蔭歌壇　春窓雑筆　内田守人／小川正子／溝淵昌枝／田村たまの　楓の蔭歌壇、内田守人　49～52
長島短歌　宇田川克衛／山口義郎／山田はじめ／鈴木蜻蛉／長野節雄／瀬戸島子／潮公文／瀬涯比露紀／秋山志津雄／小川水声　ほか　内田守人（選）　53～63
競詠歌「光」「山」　島夏子／杉林九／森阿佐雄／鈴木末穂／東野梅吉／横山勝美／千代子／川口清／島緑郎／金本福次　ほか　内田守人（選）　64
光ケ丘俳壇　光田長濤／林三三子／塩沼英坊／内田

守人／宮川東洋／永井石松子／上尾耿介／大山星花
／野竹素海／三島藤花 ほか
俳句　雑詠　蕗の芽会　林ひろ志／出海帆舟／鬼頭　光ケ丘俳壇　65～68
龍花／小倉松星／小坂一松／藤樹浩水／村上輝子／
ほか　蕗の芽会、神宮六々子（選）　69～74
長島詩謡
入江の五月5　物語る夜　青木　勝　75～76
詩
孤愁　大木しげる　77
民謡
もれ灯　沖原　徹詩　78
霞んだぞい　久保田省三郎　78～79
土方の唄　たゞをくぼ　79
童謡
紫陽花　卯月　香　79～80
島の春　磯島　鶏三　80
応募童謡
夜の海　金本　浩一　80～81
童謡
月夜の凬　松江　重美　81
雀のおけいこ／病む　大木しげる　81～82
故郷より故郷へ（自叙伝ノ十四）　山田呵々子　89～95
愛生日誌　96
長島愛生園慰安会寄附金報告／「同胞の家」十坪住宅
建設資金寄附者芳名／寄附物品（書籍之部）　97～99
編集後記　編　集　子　(101)
第6巻第6号　一九三六（昭和一一）年六月三〇日発行
（＊写真）入園児童　朝の国旗掲揚式　表紙
長島愛生園一覧　表紙裏
財団法人長島愛生園慰安会一覧　表紙裏
全国官公私立癩療養所一覧表（昭和十一年四月現在）　(4)
（＊歌）暁の鐘　高野　六郎　(5)
（＊写真）六月　島のニュース　(6)～(7)
（＊漢詩）長島神社例祭　光田　長濤　(8)
祭典奉祝句　角振てるみつ／福田秋月／難波いさむ／
谷口風鈴／木野素人／小坂一松／橋本秋暁子　(8)
巻頭言　無癩府県運動　四谷　義行　1
皇紀二千六百年を期して一万人収容　此の絶好の機会

を逸す可からず　光田　健輔　2～5
将に白熱‼ 愛知県下十坪住宅運動
佐々木作一　5
暁の鐘　高野　六郎　6
増え行く⁉ 十坪住宅　赤磐郡連合女子青年団への感謝の辞　西内　天行　7
旅に聴く　二　ツカダキタロウ　8～10
愛生園を訪れて　浅野寿恵子　10～11
乞食（かたゐ）　太田あさし　11～12
随筆　静寂　秋山志津雄　13～15
全国各地癩予防デー催物　15
仰げ御仁慈　奉讃せよ御坤徳　家庭連合婦人会　16
児童文芸
望ケ丘　17～18
童話
いたづら（習作）　雛　人　19
敏ちやん（習作）／松の木／鶏　陽　子　20～23
清ちやん（習作）　千　砂　24～25
お母さん　H　生　25～28
自由詩　しげ子／末子／みのる／清一／一夫／菊翁／千砂／正信／文子／陽子／正明／秀雄／雛人／れい／早治　29～32
童謡　日出夫／末子／しげ子／清一／千砂／繁樹／志保子／正信／菊翁／陽子／和泉／正明／末広／秀雄／れい　33～36
児童短歌　陽子／れい／千砂／早治／秀永／正明／秀雄／繁樹／末義／栄男　37
作文
志保ちやん　千　砂　38～39
朝のひと時　れ　い　40
その頃　栄　一　40～41
チヤツチボール　早　治　41～42
面会　千　砂　42～43
春雨　れ　い　43～44
正月の思ひ出　千　砂　44～45
散歩　和　郎　46～47
君ちやんを憶ふ　陽　子　47～48
思ひ出　れい、陽子　48～51
病気になつて　千　砂　51～53
楓の蔭歌壇　小川正子／高戸伊久／溝淵昌枝／杉山

たき子／田村たまの／三田寺生／宮川量／田尻敢／内田守人
長島短歌　宇田川克衛／川口義郎／潮公文／鈴木蜻蛉／山田はじめ／瀬戸島子／瀬涯比露紀／長島節雄／杉林洲／中村しげを ほか　楓の蔭歌壇　54～57
前号歌評　内田守人（選）　58～69
前号歌抄　内田　守人　58～63
小川医官水甕特選 潮公文兄日本短歌特選 宇田川克衛兄日本短歌推薦祝賀会　兼春季特別大短歌会記　水島みすず／潮公文／宇田川克衛／原よしじ／山田はじめ／小川水声／杉林洲／山口義郎／羽藤守雄　内田守人（選）　64～66
編集後記　克　衛　67～68
光ケ丘俳壇　佐藤眉峰／西岡弘／光田長濤／田尻ひろし／内田守人／立川のぼる／塩沼唐芋／永井石松子／宮川東洋 ほか　光ケ丘俳壇　69
通信欄　皎堂／岡本時雄／平山長蔵／竹内良温／浅野寿恵子／高戸伊久／醍醐篤三郎／室蘭田中病院職員一同／中島保生／稲葉ますえ／中瀬古六郎／久慈光枝／棚瀬ケイ　70～74
70～79
俳句　雑詠　蕗の芽会　志麿住雄／河崎文川／大原仙女／玉木愛子／難波いさむ／小坂一松／角振てるみつ ほか　蕗の芽会、神宮六々子（選）　75～79
詩謡　六月特選集
詩
壊れたハーモニカ　大木しげる　80
三月　青木　勝　80～81
娥　大木しげる　81～82
小曲
古池　大木しげる　82
三月の憂愁　青木　勝　82～83
民謡
椿　山田　青路　83
麦　レプラの唄へる　大木　繁幹　83～84
猫背　久保　忠夫　84
童謡
落葉　久保　忠夫　84～85
春は何処から来るでせう　宝山　良三　85
椿　卯月かほる　85～86
詩・小曲・民謡・童謡　藤本浩一（選）

詩
病友　野笛　睦夫　87
生命の寂光　大竹　島夫　87
破船　国元みのる　88
小曲
私や哀しい　山根奈々子　88〜89
いのち　大竹　島夫　89
民謡
別れの峠　久保　忠夫　89〜90
童謡
なぎの入江　岸平きよし　90
選評　藤本　浩一　90〜91
春季文芸選後総評　藤本　浩一　91
後記　91
故郷より故郷へ（自叙伝の十五）　山田呵々子　93〜96
愛生日誌　97〜98
慰安会寄附金報告／寄附物品（図書の部）　98〜100
編集後記　編　集　子　(103)

第6巻第7号　一九三六（昭和一一）年七月三〇日発行

（＊写真）波　波　波　長島南海岸岩頭にて　表紙
国立癩療養所長島愛生園一覧　表紙裏
財団法人長島愛生園慰安会一覧　表紙裏
全国官公私立癩療養所一覧表（昭和十一年六月末現在）　(6)
（＊写真）長島夏の譜 ほか　(7)〜(8)
巻頭言　救癩国策の樹立と家庭購買組合婦人会の快挙　四谷　義行　1
浮浪癩に就て　光田　健輔　2〜4
警察部長会議に於ける　潮内相の訓辞及癩に関する指示事項〔『医会時報』より〕　5
癩救済と家庭購買組合〔『医会時報』より〕　6〜7
（＊詩）御坤徳を讃へ奉りて　長島詩謡会　7
第七回全国方面委員大会に出席並に長島愛生園訪問記　醍醐篤三郎　8〜11
旅に聴く　三　ツカダキタロウ　11〜12
成徳学校を参観して保育部の子供を思ふ　木村みつえ　13〜15

兄さんへ　安田　一　15
泉州堺岡村家訪問記　宮川　量　16～24
通信欄　林文雄／森春太郎／森黒雨／相田良雄／米山千代子／井上謙／岩潮博士／藤蔭静枝／大庭秋馬／揖西村見学団／熊野誠治／小田切敏治／細田新蔵／山本光二／奈良県社会課／H生　16～29
栄養学から見た米の話　三田寺栄吉　24～29
随筆　鏡に映し取つた長島祭の灯　大田あさし　30～31
随筆　児童を救へ　神　水生　31～32
自叙伝　理想郷に住むまで　杉本南海男　33～34
長島詩謡
詩
孤独　山田　青路　35
郷愁／胡蝶　国本みのる　35～36
―寂愁―　牛島　光行　36
終日　おほしげる　36～37
童謡
松の花　卯月　香　37
夜の浜辺　島　菊雄　37
麦刈　伊吹　裕美　38
谷間の夜　磯島　鶏三　38
光ケ丘俳壇　光田長濤／塩沼唐芋／田尻ひろし／内田守人／永井石松子／立川のぶる／小川正子／大山星花／宮川東洋　ほか　光ケ丘俳壇　39～42
俳句　雑詠　蕗の芽会　田中洋水／川崎文川／角振てるみつ／寺部愛生／玉木愛子／木下みのる／沼田重夫　ほか　蕗の芽会、神宮六々子（選）　43～48
楓の蔭歌壇　高戸伊久／田尻ひろし／溝淵昌枝／杉山たき子／高木登茂子／水野美砂子／田村たまの／内田守人／東洋癩生　楓の蔭歌壇　49～52
捨鐘鈔　杉　鮫太郎　49～52
長島短歌　宇田川克衛／小川水声／鈴木蜻蛉／長野節雄／中村しげを／松岡映二／山根ナナ子／秋山志津雄／瀬涯比露紀　ほか　内田守人（選）　53～64
前号歌評　内田　守人　53～56
前月歌抄　内田守人（選）　57～60
競詠歌　鉢の木／よしこ／堀川／小林みすず／藤枝小エイ／山本シンネ／文川／高田／亀吉／コエイ／松村／小林／かほる／良子／正行　内田守人（選）　60～62

月例歌会記　義　郎　63
後記　内　田　63〜64
故郷より故郷へ　自叙伝の十六　山田呵々子　65〜68
愛生日誌　69
長島愛生園慰安会寄附金寄附者芳名／十坪住宅建設
資金寄附者芳名／寄附物品（図書の部）　70〜73
編集後記　編　集　子　(75)

第6巻第8号　一九三六（昭和一一）年八月三〇日発行

（＊写真）朝暾　長島磨山より播磨灘方面を望む　表紙
国立癩療養所長島愛生園一覧　表紙裏
財団法人長島愛生園慰安会一覧　表紙裏
全国官公私立癩療養所一覧表（昭和十一年六月末現在）　(4)
巻頭言　光田　健輔　1
壮丁癩の減少に就いて　附癩療養所の願望
光田　健輔　2〜12
熊本清正公に何故癩が集まつたか　内田　守人　13〜18
通信　高野六郎／暉峻康泉／宮岸如空／MM／前川
勢津子／六甲会一同　13〜18
愛生園を訪づれて　紀本参次郎　19〜20
一字の師　杉　鮫太郎　20〜21
楓の蔭歌壇　小川正子／東洋癩生／溝淵昌枝／杉山
たき子／雛倉きみえ／水野みさ子／田村たまの／
内田守人　楓の蔭歌壇　22〜24
前号歌評　内田　守人　22〜27
前月歌抄　内　田（抄）　27〜30
長島短歌　宇田川克衛／山口義郎／堀川兵庫／瀬戸
島子／小川水声／鈴木蜻蛉／河崎文川／山地白羊／
丘小夜子／松井小波 ほか　内田守人（選）　25〜35
羽柴さんを憶ふ　大竹　島緒　30〜33
山口義郎氏日本短歌特選祝賀歌会記　克　衛　33〜34
編集後記　克　衛　35
羽柴信吾氏遺詠　羽柴　信吾　36〜37
追悼歌　鈴木蜻蛉／水島みすず／瀬涯比露紀／冬木
映二／榊原千歳／堀川兵庫／明石海人／山口義郎／
松井小波／秋山志津雄／供田章 ほか　36〜37
光ケ丘俳壇　光田長濤／林三々子／塩沼唐芋／内田

守人／立川昇／永井石松子／上尾耿介／金光学海／小西芳太／大山星花　ほか　光ケ丘俳壇　38〜41
俳句　雑詠　蕗の芽会　林ひろし／辻柳月／住田孤村／高橋みつる／藤木浩水／木下みのる／原田みのる
ほか　蕗の芽会、神宮六々子（選）　42〜47
夏季募集入選詩謡
詩　福富武人（選）
光明　大木しげる　48
血　山田　青路　48〜49
追憶　国本みのる　49〜50
別れ　新谷　詩子　50
愛　牛島　光行　50〜51
小曲　福富武人（選）
故郷　国本みのる　51
ねがひ　山田はるみ　51
ハマエンドウ　野沢加代子　52
感情　国本みのる　52〜53
流転　大木しげる　53
民謡　神尾耿介（選）
三日月／仙人掌　山田　晴美　53〜54
浜豌豆　たゞを久保　54
嘘　久保田省一郎　54〜55
童謡　神尾耿介（選）
医局のひるま　杉江　重美　55
雨蛙　平　一郎　56
夜明けの浜辺　和上味噌生　56
アカシヤ　たゞを久保　57
月のお殿様　浜　涼美　57
一番星　杉内世史秋　58
詩小曲選後　福富　武人　58
愛生日誌　59
寄附物品（図書の部）　60〜61
編集後記　編　集　子　(63)

第6巻第9号　一九三六（昭和一一）年九月三〇日発行

（＊写真）島の秋草　表紙
国立癩療養所長島愛生園一覧　表紙裏
財団法人長島愛生園慰安会一覧　表紙裏
全国官公私立癩療養所一覧表（昭和十一年七月末現在）

〔＊俳句〕秋二題　神宮六々子　1（4）
更上一層楼　光田　健輔　2〜6
ヴェネズエラの癩　田尻　敢　6〜9
弘法大師と癩　東洋　癩生　10〜12
随筆　附添は天職なり　太田あさし　13〜14
理想郷に住むまで　自叙伝（中）　杉本南海男　14〜16
光ケ丘俳壇　福田正夫／吉川則比古／光田長濤／田尻ひろし／内田守人／金光学海／小西芳生／小川正子／桑野雪子　ほか　光ケ丘俳壇　17〜21
俳句　雑詠　蕗の芽会　髙橋みつる／福田秋月／角振てるみつ／河崎文川／林ひろ志／河村一女／太田ますみ　ほか　蕗の芽会、神宮六々子（選）　22〜27
楓の蔭歌壇　小川正子／杉山たき子／藤倉露香／水野みさ子／内田守人　楓の蔭歌壇　28〜30
前月歌抄　内田（抄）　28〜36
悼鈴木蜻蛉兄　柳沢動／武井柚史／早川兎月／鈴木敷基地／後藤凍水／鈴木庫治／諸木詩朗／原田稔／畑まき子／吉田あゆみ／古屋花冷／藤井いちよ／木戸茂夫／大野晃詩／平松百合男／鈴木栄光／大津哲緒　武蔵野短歌会　31〜33
長島短歌　山口義郎／小川水声／朝公文／松丘映二／羽藤守雄／水島みすず／森朝夫／城望寺剣／秋山志津夫／国本みのる　ほか　内田守人（選）　31〜40
清水勝次兄を悼む　北千鶴雄／松丘映二／松井小波／永野節夫／潮涯日露紀／小川水声／清澄美佐夫／内田守人　長島短歌会　35〜36
清水さんの思出　北　千鶴雄　36〜38
夏季懸賞短歌互選詠草　秋山志津夫／小林みすず／潮公文／松岡映二／春日井栄／山田はじめ／松井小波／永野節雄／潮公文／瀬涯比呂紀／山田はじめ／松井小波／富田清子／小川水声　38〜39
編集後記　山口　義郎　39〜40
故郷より故郷へ（自叙伝の十七）　山田呵々子　41〜45
愛生日誌　46
長島愛生園慰安会寄附金報告／寄附物品（図書の部）　47〜49
編集後記　編　集　子　（51）

第6巻第10・11合併号

一九三六（昭和一一）年一一月三〇日発行

（＊写真）秋深し　長島愛生園礼拝堂　表紙
国立癩療養所長島愛生園一覧　表紙裏
財団法人長島愛生園慰安会一覧　表紙裏
全国官公私立癩療養所一覧表（昭和十一年九月末現在）　(4)
秋空に轟く万歳　一　江　1
癩療養所の出来た頃を語る　光田　健輔　2〜7
愛生第九号光田先生の『更上一層楼』を読んで並に千葉県当局の十坪住宅献納計画に就て　醍醐篤三郎　8〜11
太閤の参謀大谷刑部（『大百科事典』より）　11
大谷吉隆、平塚為広最後合戦和歌贈答の事（常山紀談より）　12〜13
通信　太田十三男／周防正季／吉川則比古／吉田誠一郎／堀江琢郎／河本乙五郎　14〜15
随筆『ちかごろ』　清水英風郎　16〜17
（＊詩）慰霊祭　坂井　新一　17
光ケ丘俳壇　塩沼唐芋／田尻ひろし／水井石松子／小川正子／前田悌／大山星花／桑野雪子／浜田スエ女／金光学海 ほか　光ケ丘俳壇　18〜19
俳句　雑詠　蕗ノ芽会　杉江重美／丘笑山／谷口あきら／村上輝子／草野堂郎／辻柳月／木下みのる ほか　蕗の芽会、神宮六々子（選）　20〜25
詩
故郷を遁れる　明石　海人　26
体温表　青木　勝　26〜27
孤独者の秋　大木しげる　27〜28
落葉　国本みのる　28
小曲
秋・二唱／郷愁　青木　勝　28〜29
民謡
冬が来る　城望寺　剣　29〜30
蚤　筑波　峯　30
童謡
朝／雨上り　杉江　重子　30〜31
秋が来たよ　望ケ丘詩恵　32
坊やとハンモック　渚夜　詩男　32

楓の蔭歌壇　小川正子／杉山たき子／藤倉露香／内田守人　楓の蔭歌壇　33～35
前月歌抄　内田守人（選）　33～37
長島短歌　小川水声／長野節雄／大竹島緒／松丘映二／水島みすず／鈴木未穂／瀬涯比露紀／松井小波／羽藤守雄／秋山志津男　ほか　内田守人（選）　36～46
秋季懸賞短歌　吉田花子／溜池きよし／溝根万一郎／平田正一／瀬涯ひろき／山本まつ子／難波いさむ／大塚かほる／宮上やく乃／秋山しづを／森あさを／羽藤守雄／島禄郎／松岡映二／山田はじめ　内田守人（選）　37～39
月例歌会　映　二　39
後記　小　波　39～40
全国歌壇総覧　内田　守人　41～46
故郷より故郷へ（自叙伝の十八）　山田呵々子　47～49
愛生日誌　50
長島愛生園慰安会寄附金報告／寄附物品（図書の部）　51～55

第7巻第1号　一九三七（昭和一二）年一月一日発行

（＊写真）み恵輝き友愛薫る　表紙
国立癩療養所長島愛生園一覧　表紙裏
財団法人長島愛生園慰安会一覧　表紙裏
全国官公私立癩療養所一覧表（昭和十一年十月末現在）　(4)
（＊写真）恩賜寮／長島内白間丘上の十坪住宅地区　1
一万床の『ゴール』に入る迄の準備　光田　健輔　2～5
融和　長　濤　生　6～7
第九回癩学会に出席して　内田　守　8～11
保険と栄養　三田寺栄吉　11～14
後藤晶文先生父子　K　M　生　14～16
詩
天文　明石　海二　17
二ツの足音　青木　勝　17～18
虚無の荒野　岡本みのる　18
哀愁賦　牛島　光行　18～19
抒情詩

追憶　由利　晃　19
母の便りに寄せて　大木しげる　19～20
小曲
追憶　沖原　徹詩　20
夢恋し　青木　勝　20～21
恋に哭く（恋してはならぬ人を恋ふ、そは初恋にして）　由利　晃　21
運命　大木しげる　21～22
童謡
浜の夕べ　卯月　香　22
木犀　磯島　鶏三　22
『長島詩謡』出版記念祝賀会並に詩の講演会を追想して　青木　勝　23～26
後記　T・S　26
楓の蔭歌壇　光田長濤／田尻ひろし／小川正子／杉山たき子／藤倉露香／水野美沙子／内田守人　楓の蔭歌壇　27～29
昭和十一年度長島歌壇の回顧　山口　義郎　27～29
前月歌抄　内田守人（抄）　30～35
長島短歌　小川水声／長野節雄／大竹島緒／山田はじめ／松丘映二／丘小夜子／松井小波／水島みすず／難波練 ほか　内田守人（選）　31～42
全国歌壇総覧（其の二）　内田　守人　36～42
光ケ丘俳壇　光田長濤／田尻ひろし／内田守人／立川のぼる／上尾耿介／金光学海／小西芳香／三田寺三四子／桑野雪子／安達英子／杉山洋子／藤倉露香／神宮六々子　光ケ丘俳壇　43～46
俳句　雑詠　蕗の芽会　角振てるみつ／難波いさむ／河崎文川／林ひろし／太田ますみ／沢井つる子／山口初穂 ほか　蕗の芽会、神宮六々子（選）　47～51
癩の悲劇　浪之助とお伝の梗概　邦枝完二氏のお伝地獄より　KM（抄）　52～56
髙橋お伝の処刑　55
（＊短歌）（＊俳句）勅題　鈴本　秀吉　56
愛生日誌　57
長島愛生園慰安会寄附金報告／寄附物品（図書の部）　58～60

第7巻第2号　一九三七（昭和一二）年二月一日発行

（＊写真）長島愛生園前景　表紙
勅国立癩療養所長島愛生園一覧　表紙裏
財団法人長島愛生園慰安会一覧　表紙裏
全国官公私立癩療養所一覧表（昭和十一年十一月末現在）（4）
題　田家の雪　昭和天皇、皇后宮、皇太后宮　1
再び壮丁癩の統計追補　光田　健輔　2～10
保健国策の概要　挟間　茂　11～14
保健国策に就て　安達　謙藏　14～28
太陽は昇れり　内田　守人　28～30
癩院記録と癩院受胎を読みて　象塔住人　30～34
長島詩謡会々員各位に訴ふ　藤本　浩一　35～36
楓の蔭歌壇　光田長濤／田尻ひろし／正分蒼生二／小川正子／杉山たき子／内田守人　楓の蔭歌壇　37～39
第一回短歌祭　山口　義郎　37～42
長島短歌　小川水声／長野節雄／山田はじめ／松丘映二／松井小波／難波諌／秋山志津雄／壱岐耕人／鈴木末穂／知念真砂男 ほか　内田守人（選）　40～50
前月歌壇抄　内田（抄）　43～46
競詠歌　内田守人（選）　47～49
長島短歌（一月号）をよみて　桂　定治郎　49
後記　小　波　50
光ケ丘俳壇　光田長濤／藤本浩一／田尻ひろし／内田守人／早田あきら／立川のぼる／小川正子／神尾耿介／宮川東洋 ほか　光ケ丘俳壇　51～53
敬愛園よりの句便り　林三々子／塩沼唐芋／永井石松子／大山星花／春山暁風／竹之内二棒　54
俳句　雑詠　蕗の芽会　原川みのる／田中洋水／秋山松籟／辻柳月／竹中水里／小山善々子／野村南枝ほか　蕗の芽会、神宮六々子（選）　55～57
愛生日誌　58
長島愛生園慰安会寄附金報告／寄附物品（図書の部）　59～61

第7巻第3号　一九三七（昭和一二）年三月一日発行

（＊写真）長島愛生園入園者住宅地域　表紙

勅国立癩療養所長島愛生園一覧　表紙裏
財団法人長島愛生園慰安会一覧　表紙裏
全国官公私立癩療養所一覧表（昭和十一年十二月末現在）　(4)
（＊写真）長島愛生園南面海岸　1
春潮　斉藤ふさを　1
一万床引く五千百九十三床の問題　光田　健輔　2〜4
衛生行政の進展　高野　六郎　4〜8
白衣の感想　松崎　留吉　9〜11
『ひとりしづか』を話題として　内田　守人　11〜14
〔「ひとりしづか」の放送を記念して……〕　14
随筆　霙降る日　神尾　耿介　15〜16
癩の悲劇　武林男三郎之事　K　M　生　17〜19
世界の癩事業　宮川　量　20〜22
救癩の警鐘高鳴る　鳥取県下から癩病を絶滅（『鳥取新報』より）　23
鳥取無癩県運動　24〜25
山口無癩県運動「同胞の家」十坪住宅寄贈趣意書　26〜28
光ケ丘俳壇　光田長濤／林三々子／塩沼唐芋／田尻ひろし／内田守／早田あきら／永井石松子／神尾耿介／立川のぼる ほか　光ケ丘俳壇　29〜33
「鴫野」公開に際して　本田　一杉　33
「鴫野を祝す」　高浜　虚子　33〜34
俳句　雑詠　蕗ノ芽会　真山登士夫／志摩住夫／竹中水里／坂井まさる／田村蛍子／谷口あきら／藤樹浩水 ほか　蕗ノ芽会、神宮六々子（選）　35〜38
楓の蔭歌壇　万代重昌／光田長濤／田尻ひろし／宮川量／杉山たき子／田村たまの／雛倉きみゑ／水野美沙子／内田守人　楓の蔭歌壇　39〜42
歌集『銀の芽』鑑賞　内田　守人　39〜47
長島短歌　明石海人／山口義郎／永野節雄／山田はじめ／小川水声／松丘映二／秋山志津雄／松井小波／羽藤守雄 ほか　内田守人（選）　43〜54
前月歌抄　内田守人（抄）　48〜52
NABK（長島愛生園放送局）ラヂオ歌壇当選歌　水沢亮／鈴木末穂／水島みすず／松丘映二／山口義郎／羽藤守雄／平田雲龍／秋山志津夫／山根ナ、子　田　尻（選）　52〜53
島だより　義　郎　53〜54

長島詩謡　詩・民謡・童謡・小曲　藤本浩一（選）

詩
死の花　国本みのる　55
流木　一色かほる　55〜56
荒磯に立ちて　宇志島光人　56
たそがれ　いたや　56〜57
民謡
野の狐（守唄風に）　沖原徹詩　57
〝去つていた〟　箕島晃　56
離れ島　国本みのる　58
赤ダリヤ　ひすい二郎　58〜59
みそさざい　牛島光行　59
童謡
夜更け　望丘多加章　59〜60
夜更け　寮二生　60
日暮山路　卯月香　60〜61
みの蟲　羽木悟郎　61
夕すゝき　浜涼美　61〜62
日向ぼつこ　磯島鶏三　62
小曲
感傷　島芳雄　62
「夜愁譜」　一色かほる　63
詩謡
〝草笛〟　羽藤守雄　63
果しなき道　国本みのる　63〜64
選評　藤本浩一　64〜65
秋季文芸総評　藤本浩一　65
後記　大木　65
愛生誌愛読者並ニ詩謡会諸兄に謝す　青木勝　66
児童欄
自由詩　博三／安子／千代子／君江／正明／ユリ子／花子／秀雄／和郎／雛人　67〜68
童謡　花子／ユリ子／雛人／和郎／千代子／安子／末子／喜美子／とよ子　69〜70
短歌　千代子／ユリ子／花子／とよ子／雛人／和郎／秀雄／早治／文子　71〜72
作文
寒い晩　ユリ子　73
兄　雛人　73

せんべい焼き　花　子　74
長者屋敷物語　樹越　憲文　75～78
長島愛生園慰安会寄附金報告／寄附物品（図書の部）　79～81
愛生日誌　81

第7巻第4号〔附、影踏〕

一九三七（昭和一二）年四月一日発行

（＊写真）春らんまん　長島愛生園内「ひかり坂」の桜花　表紙
国立癩療養所長島愛生園一覧　表紙裏
財団法人長島愛生園慰安会一覧　表紙裏
全国官公私立癩療養所一覧表（昭和十二年二月末現在）　(4)
（＊俳句）梅香寮の落成を祝して　蕗の芽会有志　(5)
（＊短歌）家庭購買組合婦人会寄附十坪住宅落成を祝して　長島短歌会有志　(6)
（＊写真）伸び行く愛生　1
救癩事業に点火したリデル嬢　光田　健輔　2～5
拡張工事竣功に際しての偶感　大島　義男　5～8
大阪の女学生と癩問題　桜井　方策　8～12
一般文化誌上の癩の記事を拾ふ（其一）　内田　守人　13～15
岡山郷土芸術面芸（一名面文楽）の由来　瀬戸　春雄　16～23
残飯養鶏について（『鶏の研究』三月号より）　17～23
感想　渡辺はま子女史をお迎へして　杉本南海男　24～25
通信　渡邊はま子　25
慈音園に治し　明石海人／山根ナ、子／北千鶴雄／長野節雄／秋山志津雄／山田はじめ／松井小波／安春子／小松二郎／鈴木末穂／原よしじ　ほか　26～27
草津の真人　安中五郎次翁　K　M　生　28
英子さんとお別れして　太田あさし　29～30
童謡　山鳩小鳩　花　子　30
光ケ丘俳壇　光田長濤／塩沼唐芋／田尻ひろし／内田

守人／立川のぼる／永井石松子／神尾耿介／早田
あきら／宮川東洋 ほか　光ケ丘俳壇　31〜35
俳句　雑詠　蕗の芽会　大塚かほる／久保久甫／松本
みさ子／秋山松瀬／林ひろ志／川崎文川／兵頭春水
／丘笑由 ほか　蕗の芽会、神宮六々子（選）　36〜40
影踏　遺稿集　角振てるみつ　42〜52
追悼句　須川松煙／間山暁星／新坂照人／竹中小里／
秋山松籟／難波いさむ／福田秋月／久保久甫／比嘉
南城／谷口あきら／田中洋水 ほか　43〜44
角振輝光兄を悼む　大木しげる　45〜48
角振兄を悼む　斉藤ふさを　48〜52
てるみつ兄を忍びて　水上おさむ　52
華陽集を拝読して　内田　守人　53〜59
楓の蔭歌壇　光田長濤／宮川量／小林脇／杉山たき子
／雛倉露香／水野美沙子／山田松枝／内田守人
楓の蔭歌壇　53〜55
長島短歌　山口義郎／長野節雄／難波諌／丘小夜子／
小川水声／北千鶴雄／松丘映二／松井小波／林
由貴子／羽藤守雄 ほか　内田守人（選）　56〜69
長島短歌前月合評記　山口　義郎　60〜65
第二回ラヂオ歌壇入選歌　瀬戸千秋／萩原茂／嶋緑郎
／水島みすず／出海帆船／山口義郎／松岡映二／
小川水声／山根ナ、子　小川（選）　66〜68
第三回ラヂオ歌壇入選歌　丘小夜子／瀬戸千秋／水島
みすず／小川水声／国光哲雄／平田雲龍
宮川（選）　67〜68
改造社の『新万葉集』発刊に際し全国の癩歌人に檄す
内田　守人　69
長島詩謡
詩
おもひで　明石　海人　70
院　大木しげる　70〜71
秋、郷想　宇志島光人　71
轍の音　安本　詠祐　71〜72
民謡
冬の蠅　大前田　靖　72
冬枯れ　卯月　香　72〜73
島の男　三田村秀雄　73
孤独　城　かほる　73〜74
小曲

秋蠅　由利　睦　74
童謡
朧月　磯島　鶏三　74〜75
茸山　卯月　香　75
便り　杉内　義雄　75
児童欄
自由詩　幸子／博三／安子／末子／みのる／君江／正信／ユリ／とよ子／秀夫／和郎　76〜77
長島愛生園寄附金報告／寄附物品（図書の部）　78〜79
愛生日誌　79
長島詩謡会便り　徹　詩　生　79

第7巻第5号　一九三七（昭和一二）年五月一日発行

（＊写真）薫風望ケ丘に　表紙
国立癩療養所長島愛生園一覧　表紙裏
財団法人長島愛生園慰安会一覧　表紙裏
全国官公私立癩療養所一覧表（昭和十二年三月末現在）　(4)
長島愛生園の皆さんへ　ヘレン・ケラー、岩橋武夫訳　(5)
ヘレン・ケラー女史の代理として　小室篤次師慰問の為来園　(6)
巻頭言　神明の加護を祈る　光田　健輔　1
鳥取県癩予防協会発会式に参列して　内田　守　2〜7
（＊短歌）三朝讃歌　高野六郎、光田長濤、桂定治郎、内田守人　4〜5
病者に聴く（四）　桜井　方策　7〜10
自らを語る（一）　ツカダキタロウ　10〜11
安部磯雄先生　光田　健輔　12〜13
一病者の観たる国民的信仰観　山路・洌哲　14〜17
随感　栗下　信策　17〜18
随筆　蓮池　映月　18〜20
信仰に対す雑感　坂井まさる　20〜21
穢れた私の心　雄利　津喜　21〜22
朝のいのり　秋山　松賴　22
力強い生活　兵頭　春水　23〜24
雑感　杉本海南男　24〜26

過去を回顧して　T M 生　26〜28
信仰動機　三羽 良策　28〜33
宗教の背後に立ちて　榎本 紀龍　33〜36
信仰は心の治療　波多加寿美　37
永遠を語る　杉田 星下　38〜39
春に想ふ　東 三郎　39〜40
近作七編　叙情詩編『天刑』未定稿より　明石 海人　41〜43
復活　古谷さがみ、山中ミチ代　43
愛の悩　松尾勇次郎　44〜46
死と生!!!　美和 武人　46〜50
〝陽気暮し〟　青井 寿一　50〜51
入信の動機　岩本 一九　52〜55
第一印象　文 夫 生　55〜56
楓の蔭歌壇　光田長濤／田尻ひろし／小川正子／小林脇／水野美沙子／山田松枝／田村たまの／内田守人　楓の蔭歌壇　57〜60
歌集『山小屋』読後感　内田 守人　57〜63
長島短歌　明石海人／山口義郎／長野節雄／松丘映二／北千鶴雄／小川水声 ほか　内田守人（選）　61〜72
前月号合評　明石海人、永野節雄、松丘映二　63〜67
松田常憲先生を迎へて　明石大二／山口義郎／永野節雄／松岡映二／秋山志津夫／瀬戸千秋／小川水声／松井小波／小牧洋一 ほか　義 郎　68〜72
光ケ丘俳壇　長濤／六々子／のぼる／ひろし／守人／学海／東洋／あきら／雪子／美沙子／田中／真澄／藤花　光ケ丘俳壇　73〜74
俳句　雑詠　蕗の芽会　藤樹浩水／水上おさむ／林ひろ志／谷口あきら／田村蛍子／藤井未明／竹中水里 ほか　蕗の芽会、神宮六々子（選）　75〜78
蕗の芽会新同人歓迎句会　河崎文川／太田あさし／松本一二三／福田秋月／古谷さがみ／斉藤ふさを／難波いさむ／粕谷つばさ ほか　蕗 の 芽 会　79〜80
長島愛生園慰安会寄附金報告／寄贈物品（図書の部）　81〜83、72
愛生日誌　(85)

第7巻第6号　一九三七（昭和一二）年六月一日発行

（＊写真）光ケ丘　表紙

国立癩療養所長島愛生園一覧　表紙裏
財団法人長島愛生園慰安会一覧　表紙裏
全国官公私立癩療養所一覧表（昭和十二年四月末現在）　(4)
恩賜寮　少女代表　(5)
恩賜寮落成を祝して　長歌　明石　海人　(6)
恩賜寮落成顚末　光田　健輔　1
恩賜寮落成祝賀式　祝辞　石原　磯　2〜3
恩賜寮　工事報告　行光　若一　2〜3
恩賜寮階下の恩賜厨房に就て　光田　健輔　4〜7
感恩の辞　女子青年舎代表　4
答辞　長島愛生園入園者総代　5〜6
愛生園題壁　小林　寿　7
恩賜寮の落成を祝しまつりて　明石海人／長野節雄／松丘映二／松井小波／秋山志津夫／志賀昇二／小川水声／宮上小末／原和子 ほか　長島短歌会　8
一円寮　佐藤　眉峰　9〜10
十坪住宅運動行脚のところどころ　醍醐篤三郎　11〜14
癩史ゴシップ　宮川東洋生　15〜16
随筆　涙にうつる慈光　小山　和男　16
楓の蔭歌壇　小川正子／水野美沙子／山田松枝／田村たまの／藤村京子／内田守人　楓の蔭歌壇　17〜19
「秋風抄」小感　内田　守人　17〜23
長島短歌　明石海人／山口義郎／長野節雄／松丘映二／北千鶴雄／山根ナナ子／松井小波／林由貴子／難波諌／羽藤守雄 ほか　内田守人（選）　20〜32
前号秀歌鑑賞　明石海人／山口義郎／長野節雄／松丘映二／北千鶴雄／小川水声／秋山志津雄／山根なな子／松井小波　内田　守人　24〜28
春季特別懸賞募集短歌入選歌　羽藤守雄／松丘映二／小牧洋一／松井小波／明神晴月／嶋緑郎／秋山志津夫／林由貴子 ほか　安田青風（選）　28〜30
選後小感　安田　青風　30〜31
光ケ丘俳壇　佐藤眉峯／吉崎三柳／阿部のぶ子／光田長濤／田尻ひろし／内田守人／難波正史／小川正子／上尾耿介／三島藤花 ほか　光ケ丘俳壇　33〜35
俳句　雑詠　河崎文川／水上おさむ／福田秋月／出海帆舟／沢井つる子／中下豊女／藤井末明／難波いさむ／新坂輝人 ほか　神宮六々子（選）　36〜40

戯曲　脊影の病者　山路零之介　41～44
長島愛生園慰安会寄附金報告／寄附物品図書ノ部　44～46
愛生日誌　(49)

第7巻第7号　一九三七（昭和一二）年七月一日発行

（＊写真）長島夏の海五題　表紙
国立癩療養所長島愛生園一覧　表紙裏
財団法人長島愛生園慰安会一覧　表紙裏
愛生日誌　(4)～(5)
全国官公私立癩療養所一覧表（昭和十二年四月末現在）　(6)
全国官公私立癩療養所一覧表　(6)
皇太后陛下御誕辰を寿ぎまつりて　長島詩謡会　1
無窮の御仁慈　男子青年舎代表　2～4
奉讃句　蕗の芽会　2
奉讃歌　長島短歌会　3
奉讃詩　長島詩謡会　4
浮浪癩に対する管見　桜井　方策　5～10
恩賜寮落成　祝句　蕗の芽会有志　9
（＊俳句）　本田　一杉　10
『弘法大師降誕会の歓び』　杉本南海男　11
輝く白衣の天使　森　正　12
楓の蔭歌壇　小川正子／小林脇／山田松枝／水野美沙子／桑原鈴江／原民子／内田守人　楓の蔭歌壇　13～15
（＊座談会）青鳥歌集を囲みて　内田守人／杉田星雫／山口義郎／長野節郎／松丘映二／秋山志津雄　13～21
長島短歌　明石海人／松丘映二／長野節雄／秋山志津雄／松井小波／林由貴子／小牧洋一／和久井寛人／清水美佐緒 ほか　内田守人（選）　16～24
『楓蔭集』に就いて　山口　義郎　21～23
島だより　山口　義郎　23～24
岩谷先生の歌　内田　守人　25～26
長島詩謡
小曲　漠愁　山田　青路　27
小曲三篇　郷愁／夕映え／道　大木しげる　27～28
詩
閑日独誦　きしのあきら　28

画洋紙　三田村秀雄　28～29
梅雨　重木　裕　29
俺達の春を歌う　し　げ　る　29～30
童謡　つくしんぼ　卯月　香　30
俳句　雑詠　藤井未明／藤樹浩水／水上おさむ／村井うまる／秋山松籟／小山善々子／坂井まさる／難波いさむ ほか　神宮六々子（選）　31～35
戯曲　脊影の病者　山路零之介　36～41
長島愛生園慰安会寄附金報告／寄附物品（図書之部）　42～44

第7巻第8号〔附、水鶏　故小又梅星氏追悼号〕

一九三七（昭和一二）年七月二五日発行

（＊写真）大夏の空に輝く〃恵の鐘楼〃　表紙
国立癩療養所長島愛生園一覧　表紙裏
財団法人長島愛生園慰安会一覧　表紙裏
愛生日誌　(2)～(3)
全国官公私立癩療養所一覧表（昭和十二年五月末現在）　(4)
夏の譜（蕗の芽句集より）　1
鳥取紀行　神宮　良一　2～8
〔山口県深川高等女学校生の短歌〕　9
山口県癩予防週間に使して　神宮　良一　10～15
通信　山口県深川高等女学校一生徒／川元豊一／小室牧師　16～17
光ケ丘俳壇　光田長濤／内田守人／立川のぼる／早田あきら／神尾耿介／金光学海／小西芳生／桑野雪子／田中定子／増成真澄／神宮六々子　光ケ丘俳壇　18～22
俳句　雑詠　秋山松籟／藤樹浩水／水上おさむ／杉本雅子／谷口あきら／玉置愛子／中下豊子／難波いさむ／橋下秋暁子 ほか　神宮六々子（選）　23～26
遺稿集（その一）　小又　梅星　29～33
追悼句会　い　さ　む　29
追悼句会　兼題　蛍・日記・卯の花　未明／桃水／いさむ／松煙／秋月／水声／松籟／素人／のぼる／あきら／三三四／豚仔郎 ほか　半歩（選）　30
第一席題　水鶏・草苅・南風・青蔦　桃水／おさむ／

ふさを／洋水／未明／蛍子／晴月／未明／おきら／晴完 ほか　浩水（選）、六々子（選）　31〜32
第二席題　蜥蜴・草矢・籐椅子　秋月／洋水／はじめ／半歩／ふさお／清／浩水／あきら／光波／いさむ／ほか　六々子（選）、ふさを（選）　32〜33
追悼句　太田あさし　33
梅星氏を悼む　太田あさし　34
梅星氏を悼む　藤樹　浩水　34〜35
梅雨の一日　赤木　半歩　35
遺稿集（その二）　小又　梅星　36〜39
追悼句　木野素人／福田秋月／谷口あきら／橋本秋暁子／太田一笑／水上寒郎／久保久甫／川崎文川／田村蛍子 ほか　蕗の芽会有志　36
後記　ふ　さ　を　39
思ひ出のまゝに　斎藤ふさを　40〜42
八月特選集　藤本浩一（選）
詩
癩　山田　青路　43〜44
道　筑紫　芳朗　44
哀話譜　牛島　光人　45
小曲
道／蘭春の愁　山田　青路　45〜46
民謡連曲
癩院短章　山田　青路　46〜47
冬枯れ　志樹　逸馬　47〜48
世を送る　筑紫　芳朗　48
旅の笠　伊吹　昆人　48〜49
歌謡
ひとりしづか　和上味智生　49
童謡
〝笹やぶ〟　杉江　重美　49
筍　丘　達夫　50
新家　牧野　旅愁　50
並木道　永岡　清美　50〜51
帰り道　牧野　旅愁　51
〝かもめ〟　浜　すゞみ　51〜52
しかの子　早田　正行　52
思ひで　秋田　勇　52
土橋の春　丘　美　53
ひかうき　梅林　勝美　53

選評　藤本　浩一　53
詩　病床譜　牛島　光人　54
小曲　街路の木立　志樹　逸馬　54
民謡　海男子　丘　美　54
後記　大　木　54
楓の蔭歌壇　杉鮫太郎／田尻ひろし／小川正子／水野美沙子／山田松枝／藤村京子／桑原鈴江／原秋子／宮川量／内田守人　楓の蔭歌壇　55〜59
「青島歌集」其他　杉　鮫太郎　55〜63
長島短歌　明石海人／長野節雄／松丘映二／松井小波／秋山志津夫／北千鶴雄／森麻雄／河邑渡／難波諫／林由貴子／須川松煙　ほか　内田守人（選）　60〜70
二著に対する雑感　内田　守人　64〜70
長島愛生園慰安会寄附金報告／寄附物品（図書ノ部）　71〜73

第7巻第9号　一九三七（昭和一二）年九月一日発行

（＊写真）瀬戸の曙　表紙
国立癩療養所長島愛生園一覧　表紙裏
財団法人長島愛生園慰安会一覧　表紙裏
愛生日誌　(2)〜(3)
全国官公私立癩療養所一覧表（昭和十二年七月末現在）　(4)
〔表紙写真説明〕　(3)
初秋の譜（長島短歌々帖より）　1
故入江子爵を追懐す　光田　健輔　2〜3
大義親を滅せず却て親を生かす　光田　健輔　4〜9
短信　角井　義雄　9
山口県の無癩運動戦線を馳駆して　内田　守　10〜15
感想　非常時局に処する吾等病者の決心　山　路　生　16
長島詩謡
粉河寺　明石　海人　17〜21
小曲
癩院哀唱　大木しげる　22
道程　山田　晴美　23
民謡　友よ、おさらば　山田　青路　23〜24
夏季特別募集入選発表
詩　大竹島緒／山田青路／筑紫芳郎／志樹逸馬／

牛島光人　神尾耿介（選）17～18
民謡　山田青路／成夫睦／鈴木庫次／柴田治三郎／大竹島緒／沖原徹二　神尾耿介（選）18～20
詩　箕島晃／青山好夫／島緑郎　神尾耿介（選）20～21
民謡　小川英作／沖原徹史　神尾耿介（選）21～22
選評　神尾　耿介　22～23
詩謡会日誌　しげる　24～25
遺稿　月　森本乃武男　25
光ケ丘俳壇　光田長濤／内田守人／田尻ひろし／神尾耿介／早田あきら／小西芽生／三島藤花／佐藤秀子／西岡清子／神宮六々子　光ケ丘俳壇　26～32
俳句　雑詠　蕗の芽会　松本一二三／秋山松籟／水上おさむ／松本雅子／福田秋月／谷口あきら／玉木愛子　ほか　蕗の芽会、神宮六々子（選）28～32
楓の蔭歌壇　安田青風／光田長濤／小川正子／水野美沙子／山田松枝／藤村京子／川上文子／桑原鈴江／芳田藤野／小岸正三／内田守人　楓の蔭歌壇　33～37
全国癩歌人の中央誌進出状況　内田　守人　33～39
長島短歌　秋山志津夫／明石海人／山口義郎／長野節雄／松岡映二／永井耶人／松井小波／林由貴子／河村渡／羽藤守雄　ほか　内田守人（選）38～48
安田青風先生をお迎して　松丘　映二　39～45
夏季特別懸賞短歌入選発表　平田雲龍／秋山志津夫／松丘映二／羽藤守雄／川崎文川／長野節雄／牧原白路／和久井寛人　ほか　安田青風（選）46～47
松岡映二兄・水甕推薦祝賀会会記　義　郎　47～48
長島愛生園慰安会寄附金報告／寄附物品（図書の部）／寄附物品　49～51

第7巻第10号　一九三七（昭和一二）年一〇月一日発行

（＊写真）銃後の赤誠　長島神社に皇軍武運長久祈願の愛生少年団　表紙
国立癩療養所長島愛生園一覧　表紙裏
財団法人長島愛生園慰安会一覧　表紙裏
愛生日誌　(2)～(3)
全国官公私立癩療養所一覧表（昭和十二年八月末現在）(4)

（＊写真）最近落成した　愛生学園校舎　1
浪花道路と其の落成記念碑に就て　光田　健輔　2〜3
飯野師への歩調　桜井　方策　4〜11
療養所と非常時　東洋　癩生　11〜12
光ケ丘俳壇　光田長濤／内田守人／田尻ひろし／早田
あきら／難波まさし／神尾耿介／宮川東洋／阪井
青蛙／金光学海　ほか　光ケ丘俳壇　13〜14
俳句　雑詠　蕗の芽会　水上おさむ／松本雅子／出海
帆船／秋山松籟／藤井未明／玉木愛子／河崎文川／
田中洋水　ほか　蕗の芽会、神宮六々子（選）　15〜18
詩　鉦　明石　海人　19〜21
短詩民謡篇　きしのあきら／陸成夫／壇アキラ／大竹
島緒／大木しげる／山田青路　ほか　19〜22
詩歌
丸窓　山田　青路　21
此豚は　山田　晴美　22
童謡欄　槙玲路／卯月香／杉内／はま涼美／芝保夫／
新谷高鴉城　23〜24
古調民謡
サナトリウム短章　山田　春路　25
かくれんぼ　芝　保夫　25
夕暮の歌　岸上　哲夫　26
編集後記　大　木　生　26
楓の蔭歌壇　小室篤次／光田長濤／小川正子／東洋
癩生／青山舞鶴／水野美沙子／芳田藤野／桑野鈴江
／川上文子／小岸庄三／内田守人
楓の蔭歌壇　27〜31
癩患者の作品　金沢　種美　27〜31
楓蔭集に寄す　内田　守人　31〜37
長島短歌　明石海人／秋山志津夫／松丘映二／長野
節雄／松井小波／林由貴子／羽藤守雄／森麻雄／
和久井寛人　ほか　内田守人（選）　32〜40
「純なる魂」を読む　内田生　39〜40
長島愛生園慰安会寄附金報／寄附物品（図書の部）／
寄贈物品ノ部　41〜43

第7巻第11・12合併号〈宗教特集欄〉

一九三七（昭和一二）年一二月一日発行

（＊写真）長島神社より光ヶ丘を望む　表紙

国立癩療養所長島愛生園一覧　表紙裏
財団法人長島愛生園慰安会一覧　表紙裏
愛生日誌　(2)～(3)
全国官公私立癩療養所一覧表（昭和十二年九月末現在）　(4)
歓迎歌　長島短歌会　(5)
歓迎句　蕗の芽会　(6)
御恵の日　奉讃歌　長島短歌会　1
讃仰の辞
愛生園婦人会代表、愛生園青年団代表　2～3
御恵の日　奉讃詩　長嶋詩謡会　3
秋期慰霊祭追悼俳句　蕗之芽会　4
秋期慰霊祭追悼歌　長島短歌会　4
祭文　長島愛生園入園者総代　5
真宗報恩讃　栗下　信衞　6
愚感　蓮池　映月　6～8
光を浴びて　藤山　一　8～9
和光さんをお迎へして　柴　たもつ　10～12
少欲知足　川崎のりみち　12～13
東洋の花　杉本南海男　14～16
秋彼岸　森　正　16～17
一つの終焉　三行詩　明石　海人　17～21
随筆　光　長野　節雄　17～18
曙教会　文苑　久保田節子／松井小波／林田貴子／みつ子／田村蛍子／玉木愛子／木下みのる／秋山
松籟　18～21
曙俳壇　天国　太田あさし　21
貧乏であつたが故の今の幸福感？　江川　龍子　22～25
因縁自覚から布教線へ　岩本　九一　25～29
銃後の影に映る吾等病者の国民的信仰　山路　冽哲　29～32
御恵の日　奉讃句　蕗の芽会　32
長島詩謡
癩院訪問　福富　武人　33
夕陽　古林志津夫　34～35
夏至　明石　海人　35～36
詩
暮浜抄　岸野　章　37
「都会から来た青年」　石川かづみ　37
小曲

銃後の秋を　山田　晴美　37～38
砂山　沖原　徹史　38
民謡　老愁抒情　山田　青路　39
童謡
〝つんつる月〟　杉江　重美　39
〝山家の暮〟　破摩　浩一　40
〝野原〟　杉江　重美　40
編集後記　編　集　子　40
楓の蔭歌壇　池尻慎一郎／光田長濤／小川正子／宮川量／永井健児／水野美沙子／川上文子／芳川藤野／桑原鈴江／田村たまの／長田喜美子／小岸庄三／内田守人　楓の蔭歌壇　41～45
秋の長島　山口　義郎　41～46
長島短歌　山口義郎／明石海人／松丘映二／長野節雄／松井小波／秋山志津夫／林由貴子／森麻雄／羽藤守雄／小牧洋一 ほか　内田守人（選）　46～56
事変歌抄　内田　守人　46～53
NABKラヂオ　歌壇入選歌　松井小波／平田雲龍／山田はじめ／若月澄夫／伊藤萬造／堂川まさゑ／稚葉修／生起光波／和久井寛人／瀬戸千秋／本間のぼる／松丘映二／中西次郎／難波練／山本シレネ　田尻（選）、宮川（選）　53～55
光ケ丘俳壇　光田長濤／田尻ひろし／立川のぼる／早田あきら／内田守人／金光学海／桑野雪子／水野美沙子／岡崎仁士／芳田藤野／宮川東洋／神宮六々子　光ケ丘俳壇　57～59
俳句　雑詠（蕗の芽会）　水上おさむ／中下とよ女／古谷さがみ／松本雅子／藤井未明／和久井寛人／河崎文川 ほか　神宮六々子（選）　60～63
長島愛生園慰安会寄附金報告／寄附物品（図書の部）／物品ノ部　64～67

第8巻第1号　一九三八（昭和一三）年一月一日発行

（＊写真）朝の〝恵の鐘〟　表紙
国立癩療養所長島愛生園一覧　表紙裏
財団法人長島愛生園慰安会一覧　表紙裏
愛生日誌　(2)～(3)
全国官公私立癩療養所一覧表（昭和十二年十月末現在）　(4)

吉田喜美子／平田ゆり子 ほか　水　野　35〜38
「くぬぎ」の愛着　内田　守人　38〜40
光ケ丘俳壇　光田長濤／杉鮫太郎／田尻ひろし／内田守人／早田あきら／立川のぼる／難波政士／宮川東洋／小岸庄三／小林梢 ほか　光ケ丘俳壇　41〜44
俳句　雑詠　蕗ノ芽会　河崎文川／本間昇／大町しづ女／稲田初穂／中村美子／村田京子／田村蛍子／西井晃ほか　蕗ノ芽会、神宮六々子（選）　45〜49
長島愛生園慰安会寄附金報告／寄附物品（図書の部）／物品ノ部　50〜52

第8巻第2号　一九三八（昭和一三）年二月一日発行

（＊写真）愛生総動員　表紙
国立癩療養所長島愛生園一覧　表紙裏
財団法人長島愛生園慰安会一覧　表紙裏
愛生日誌　(2)〜(3)
全国官公私立癩療養所一覧表（昭和十二年十一月末現在）　(4)
日支問題と清水安三先生　東洋　癩生　2〜5
通信　瀬戸　啓示　5
通信　南無阿弥陀仏　赤松　円成　6
楓の蔭歌壇　光田長濤／脇須美／平山歌津緒／小林脇／水野美沙子／長田喜美子／吉田藤野／桑原鈴江／小岸庄三／内田守人　楓の蔭歌壇　7〜9
近世歌壇に占めたる病歌人の位置　内田　守人　7〜22
長島短歌　明石海人／長野節雄／松岡映二／森麻雄／松井小波／秋山志津夫／難波練／芝丘保郎／和久井寛人／林由貴子 ほか　内田守人（選）　10〜22
「荻の花」正月詠草　山岸文子／中村君江／伊藤末子／吉田喜美子／平田ゆり子／山田とよ子／松田きよ子／吉田ハナ子／立林和枝／二宮しげ子 ほか　23
短歌会通信　山口　義郎　23
光ケ丘俳壇　光田長濤／田尻ひろし／立川のぼる／早田あきら／宮川東洋／小岸庄三／内田守人／小林梢／金光学海／小西芽生 ほか　光ケ丘俳壇　24〜27
俳句　雑詠　蕗の芽会　土居貴代一／河崎文川／秋山松籟／水上おさむ／山田はじめ／谷口あきら／木間のぼる ほか　蕗の芽会、神宮六々子（選）　28〜33
詩謡特別童謡欄

坊やと夕陽　卯月　香　34
〝来た〳〵春が〟　槇　れいじ　34
〝妹〟　杉内　義秋　34
〝霞〟　新谷　玲路　34
朝　卯月　香　35
戦ごと　杉江　重美　35
寒夜　山下きよし　35
入江の夕　破摩　浩一　35〜36
渡り鳥　れいじ、しんたに　36
お背戸の晩秋　杉内　義秋　36
〝竹藪〟　陸与　志夫　36
〝峠道〟　浜　涼美　36
〝土筆ん坊〟　槇　れいじ　36〜37
夕暮の山路　松江　重美　37
お留居　故郷を偲んで　山下きよし　37
さるとりいばら　松江　重美　37
寄附物品（図書の部）／物品ノ部　38〜39

第8巻第3・4合併号

一九三八（昭和一三）年四月一日発行

（＊写真）愛生集団勤行　月例開園記念式後の奉仕作業　表紙
国立癩療養所長島愛生園一覧　表紙裏
財団法人長島愛生園慰安会一覧　表紙裏
愛生日誌　(2)〜(3)
全国官公私立癩療養所一覧表（昭和十三年一月末現在）　(4)
全国官公私立癩療養所一覧表　(1)
鳥取寮落成式　式辞　立田　清辰　2〜3
鳥取寮落成式　次第　鳥取県衛生課長　4〜5
鳥取寮落成式　挨拶　光田　健輔　4〜5
鳥取寮落成祝賀歌　長島短歌会　5
来賓祝辞　木戸幸一／萱場軍蔵／清浦奎吾　6〜7
謝辞　入園者総代　6〜7
鳥取寮落成式参列者　8
祝賀詩　長島詩謡会　8
祝賀句　蕗の芽会　8

新万葉集中の皇太后宮の御歌を拝す　内田　守人　9〜10
防火・防潮風樹について　療養所を火と風より護れ　宮川　量　11〜13
光ケ丘俳壇　光田長濤／田尻ひろし／立川のぼる／小岸庄三／石井一正／金光学海／小西芳生／桑野雪子／神宮六々子　光ケ丘俳壇　14〜15
俳句　雑詠　蕗の芽会　土井貴代一／本間昇／和久井笑山／水上おさむ／木本すゝむ／福田秋月／田中洋水／粕谷つばさ／田村蛍子／秋山松籟／後藤哀木ほか　蕗の芽会、神宮六々子（選）　16〜24
楓の蔭歌壇　東原中尉／杉鮫太郎／小川正子／水野美沙子／山田満津／川上文子／吉田藤野／桑原鈴江／小岸正三　楓の蔭歌壇　25
無染抄（その一）　杉　鮫太郎　25〜31
長島短歌　明石海人／長野節雄／山口義郎／松丘映二／秋山志津夫／松井小波／森麻雄／林由貴子／伊那芳夫／秋山松籟 ほか　内田守人（選）　29〜38
「萩の花」二月詠草　太田富枝／中村君枝／二宮重子／吉田君子／山岸文子／小泉しげの／山田豊子／平田ユリ子／松田清子／星久美 ほか　32〜33
祝賀短歌会記　小　波　34
歌集「やすらひ」読後感　内田　守人　35〜38
「楓蔭集」を読む　桑山　武之　39〜42
癩短歌　山形　義雄　41〜42
歌集「楓蔭集」を読みて　北里　重夫　42〜43
「楓蔭集」を読む　杉　鮫太郎　44
楓蔭集寸感　顥田島一二郎　44〜45
寂寥　清水　千代　45〜46
楓蔭集を紹介す　堀田　綾子　46
長島詩謡
詩
階　明石　海人　47
闇　古林志津夫　47〜48
民謡
蘆花　山田　青路　48
詩
ゆうぐれの感傷　貴志野　彰　49
小曲
夕顔　沖原　徹史　49

童謡
仙人掌　卯月　香　50
〝蓮の花〟　槇　玲路　50〜51
野菊　浜　浩美　51
お庭の秋　破摩　涼美　51〜52
〝春を待つ〟　松内　義雄　52
長島愛生園慰安会寄附金報告／寄附物品（図書の部）／寄贈物品　53〜57

第8巻第5号〈宗教欄特集〉
一九三八（昭和一三）年五月一日発行

（＊写真）若葉薫る納骨堂　表紙
国立癩療養所長島愛生園一覧　表紙裏
財団法人長島愛生園慰安会一覧　表紙裏
愛生日誌　(2)〜(3)
全国官公私立癩療養所一覧表（昭和十三年二月末現在）　(4)
竹田宮大妃殿下の御下問に答へ奉りし事　光田　健輔　2〜4
吾人癩者の信ずる国民的信仰　山路零之助　5〜12
寸感　蓮池映月生　12〜13
我が時局感　杉本南海男　14〜16
愛の手綱　森　正子　16〜17
暁に祈る心　江本　龍児　18〜20
思ひ出　三羽　良作　20〜24
〝逆境の讃美〟　愛　子　24〜26
追悼俳句　秋山松籟／水上をさむ／藤井一枝／加納宗明／増本敏雄／杉田星雫／田村太一／小山善々子／宮崎正一／山中三千代／山本桃水／谷口風鈴　曙　教　会　24〜25
追悼詩　明石　海人　26
追悼歌　北千鶴雄／秋山志津夫／小松二郎／松井小波／淡路晴朗／長野節雄／明石海人／山口義郎／久保田節子／堀川美津子／秋山糸代　曙　教　会　27〜28
暗黒も神に凭れて　美和　武人　28〜31
身上事情は道の花　青井　寿一　31〜33
誠心会文苑　美和たけひと／葉東守雄　天理教誠心会　32〜33

支那事変戦没勇士の英魂に捧ぐ
入園者総代、各宗代表、愛生軍友会代表　34〜36
長島詩謡
詩
因果　明石　海人　37
宮川量先生を送る　明石　海人　38
旋風（旧作）　国元みのる　39
情念　志樹　逸馬　40
心傷　与志多　實　40
宿命　詩端　紅児　41
小曲
月見草　志樹　逸馬　42
民謡
島住ひ　志樹　逸馬　42
歩哨　新谷　玲路　43
合歓の花　卯月　香　43
童謡
〝崖道〟　杉内　義雄　43
夕暮　香名本浩一　44
兄ちゃん病気　卯月　香　44
後記！　卯月　香　44
随筆　病間断片抄　岩谷　静夫　37〜41
楓の蔭歌壇　里見三男／杉鮫太郎／田尻ひろし／小川正子／馬場省二／水野美沙子／山田満津／吉田藤野／桑野鈴江／長田喜美子／小岸庄三／内田守人　楓の蔭歌壇　45〜49
無染抄（その二）　杉　鮫太郎　45〜51
長島短歌　山口義郎／瀬戸千秋／秋山志津夫／松井小波／森麻雄／羽藤守雄／伊那芳夫／瑞丘秀雄／難波練／沖島紅南　ほか　内田守人（選）　50〜58
添削寸感抄（一）　内田　守人　51〜57
萩の花　三月詠草　小泉しげの／伊藤末子／二宮しげ子／山田豊子／平田ゆり子／吉田花子／中村君江／山岸文子／太田富枝　ほか　57〜58
光ケ丘俳壇　光田長濤／神宮六々子／田尻ひろし／宮川東洋／内田守人／金光学海／早田あきら／芳田藤野／立川のぼる／難波政士／水野みさ子／小西芳生　光ケ丘俳壇　59〜62
俳句　雑詠　蕗の芽会　本間昇／田村蛍子／後藤哀木／椦田春雄／田中洋水／秋山松籟／河崎文川／福田

秋月／杉本一二三 ほか　神宮六々子（選）　63～66
長島愛生園慰安会寄附金報告／寄附物品（図書の部）／
　寄贈物品ノ部　67～69

第8巻第6号　一九三八（昭和一三）年六月一日発行

（＊写真）伸びゆく恩賜の若楓　表紙
国立癩療養所長島愛生園一覧　表紙裏
財団法人長島愛生園慰安会一覧　表紙裏
愛生日誌　(2)～(3)
全国官公私立癩療養所一覧表（昭和十三年三月末現在）　(4)
初夏の陽光を浴びて　真崎　龍人　1
浮浪癩の御宿は何処　光田　健輔　2～5
初夏の長島　森　紀久男　6～8
吾等の覚悟　蓮池　唯一　9～10
楓の蔭歌壇　光田健輔／小川正子／水野美沙子／山田
　満津／川上文子／吉田藤野／小岸庄之／内田守人
　楓の蔭歌壇　11～14
添削寸感抄（二）　内田　守人　11～14
長島短歌　明石海人／長野節雄／松丘映二／伊那芳夫
　／松井小波／林由貴子 ほか　内田守人（選）　15～23
癩　明石　海人　15～20
萩の花　四月詠草　二宮しげ子／中村君江／山岸文子
　／吉田君子／佐々木千恵子／小泉しげの／平田
　ゆり子／吉田花子／立林和江 ほか　20～21
萩の花　五月詠草　二宮しげ子／山岸文子／中村君江
　／奥野芳乃／吉田君子／伊藤末子／吉田花子／松田
　きよ子／山田とよ子／佐々木千恵子 ほか　22～23
光ケ丘俳壇　内田守人／難波政士／金光学海／小西
　芳生／溝淵昌枝／水野美沙子／佐藤秀子／川上文子
　／金田節子／丸山玉恵／曽我たか代／桑野雪子／
　田尻ひろし　光ケ丘俳壇　24～29
俳句　雑詠　蕗の芽会　田村蛍子／玉木愛子／秋山
　松籟／藤井一静／杉本一二三／河崎文川／小川天光
　ほか　蕗の芽会、田尻ひろし（選）　27～30
詩・小曲・民謡・童謡
　詩
　白秋の賦（癩院風韻一）　大前田　靖　31
　春の小曲　青木　勝　31

郷愁　朱雀　京冷　32
小曲
妹よ　大前田　靖　32〜33
春ごころ　大前田　靖　33
青春抒情（一）　城　玉男　33〜34
思ひ出　実山　良三　34
〝馬酔木の花　新谷　玲路　35
民謡
蝋燭　大前田　靖　35
夢　実山　良三　36
〝白椿の花〟　新谷　玲路　36
こぼれ種　小川　三平　37
〝花が散る〟　箕島　晃　37〜38
童謡
〝故郷の家〟　杉内　敏明　38
〝旅の子〟　槇　玲路　38
沼の朝　破摩　浩一　39
〝閑古鳥〟　槇　玲路　39
竹垣　杉内　敏明　39〜40
山茶花　破摩　涼美　40
詩
大河　実山　良三　41
結婚式／園葬　貴志野　彰　41
空頼み　難波いさむ　41〜42
流浪　吉岡　義政　42
幸福の苗木　志樹タカラ山　42
春季文芸選評　藤本　浩一　43
編集後記　志樹　逸馬　43
児童文芸　とよ子／みのる／延年／花子／百合子／実　愛生学園　44〜45
長島愛生園慰安会寄附金報告／寄附物品（図書の部）／物品ノ部　46〜47

第8巻第7号　一九三八（昭和一三）年七月一日発行

（＊写真）長島神社例祭　表紙
国立癩療養所長島愛生園一覧　表紙裏
財団法人長島愛生園慰安会一覧　表紙裏
愛生日誌　(2)〜(3)
全国官公私立癩療養所一覧表（昭和十三年四月末現在）

(4)
国際癩会議を顧みて　光田　健輔　2〜3
長島神社例祭　祭文
　長島愛生園長、長島愛生園入園者総代　4〜5
予防デー余録　内田　守人　4〜7
敬愛園訪問雑感記　立川　昇　8〜10
妻籠の宿　南島だより　相本　安夫　10〜14
戦線たより　東原　憲二　14
楓の蔭歌壇　小川正子／馬場省二／水野美沙子／桑原
　鈴江／藤原京子／金田節子／大賀はや子／内田守人　15〜17
添削寸感抄（三）　内田　守人　15〜17
長島短歌　伊那芳夫／秋山志津夫／林由貴子／真崎
　龍人／牧原徹／瑞立秀雄／長井錦英／片岡雅子／
　和久井寛人／河崎文川　ほか　内田守人（選）　18〜25
小岸氏の壮途を送つて　明石海人／山口義郎／長野
　節雄／島崎徹／河崎文川／松井小波／松丘映二／
　伊那芳夫／長井義夫　ほか　長島短歌会　18〜23
春季特別懸賞短歌入選詠草　松丘映二／杉林九／河崎
　文川／伊那芳夫／森麻雄／牧原徹／沖島紅南／山田
　はじめ／尾木原哲夫　ほか　桑山武之（選）　23〜25
光ケ丘俳壇　光田長濤／神宮六々子／内田守人／立川
　のぼる／小西芳生／水野美沙子／佐藤秀子／川上
　文子／金田節子／田尻ひろし　光ケ丘俳壇　26〜27
俳句　雑詠　蕗の芽会　若槻澄夫／袴田春雄／田村
　蛍子／和久井笑山／福田秋月／谷口あきら／本田
　芳静　ほか　蕗の芽会、田尻ひろし（選）　28〜32
長島詩謡
　詩
　　冬日抄　古林志津美　33
　　冬の少女　古林志津美　34
　　無題　貴志野　彰　35
　　情熱　石川　博美　35
　　港　志樹　逸馬　35〜36
　小曲
　　海浜抄　志樹　逸馬　36〜37
　民謡
　　〝土暮し〟　山下きよし　37
　　ひとり湧く　志樹　逸馬　37
　童謡

草のうた　杉内　敏明　16
鶏　杉内　敏明　17
野茨　山篠　陵　17～18
霧　喜　代　志　18
浜千鳥　コウイチ・カナモト　18～19
新道　槇　玲路　19
詩
雨の日　志樹　逸馬　19～20
民謡
潮鳴り　志樹　逸馬　20
楓の蔭歌壇　光田健輔／双葉清二／水野美沙子／山田満津／川上文子／吉田ふじの／金田節子／曽我たかよ　楓の蔭歌壇　21～22
添削寸感抄（四）　内田　守人　21～24
長島短歌　松丘映二／山口義郎／和久井寛人／山田はじめ／牧原徹／林由貴子／秋山志津夫／瑞丘秀雄／伊那芳夫／真崎龍人　ほか　内田守人（選）　23～30
萩の花　六月詠草　太田富枝／吉田君子／中村君江／上山まつの／二宮しげる／山田とよ子／佐々木千恵子／奥野好野／伊藤末子　ほか　24～27
長島愛生園慰安会寄附金報告／寄附物品（図書の部）　31～32

第8巻第9号　一九三八（昭和一三）年九月一日発行

（＊写真）実る葡萄　長島伊良々果樹園　表紙
国立癩療養所長島愛生園一覧　表紙裏
財団法人長島愛生園慰安会一覧　表紙裏
愛生日誌　(2)～(3)
全国官公私立癩療養所一覧表（昭和十三年五月末現在）　(4)
朝顔に題す　内田　守人　1
検診は夏に限る　光田　健輔　2～5
大人ぶつて　南の島から　相本　安夫　6～9
長期交戦下に於ける吾人の覚悟　軍　友　会　6～10
短歌／童謡　小坊主の雨　相本　安夫　10
短詩
為替　貴志野　彰　11
民謡
闇の花　杉内　敏明　11

日暮れ／〝黄昏の煙〟　紀代詩　11～12
童謡
草宿　松内敏明　12
一本道　松内敏明　12
帰り道　槇玲路　12～13
おぼろ月　槇玲路　13
ひよこのお部屋　卯月香　13
島の僕　卯月香　14
日本詩檀入選作品
(1)山家の正書　れいじ　14
(2)闇夜　杉内敏明　15
山百合の話　東洋子　15
光ケ丘俳壇　光田健輔／神宮六々子／小西芳生／内田守人／立川のほる／難波政士／馬場双葉／桑野雪子／金光学海ほか　光ケ丘俳壇　16～18
ふと始まつた句評から（二）　太田あさし　16～20
俳句　雑詠　蕗ノ芽会　藤樹浩水／秋山松籟／川崎文川／玉木愛子／本間のぼる／難波いさむ／土井貴代一／出海帆船／逸見豚仔郎／益本としを／藤井一静ほか　蕗ノ芽会、田尻ひろし（選）　19～22
七月例会兼故古谷さがみ兄追悼句会　ひろし／かほる／丸野／浩水／湖水／しげ子／ひろみ／渉々／帆船／さつき／をさむ／水里／和子ほか　21～22
楓の蔭歌壇　田尻ひろし／双葉清二／水野美沙子／田村たまの／山田松枝／川上文子／吉田藤野／金田節子／藤原京子ほか　楓の蔭歌壇　23～24
歌の感激　万代重昌　23～25
長島短歌　宇田川克衛／山口義郎／松丘映二／長野節雄／伊那芳夫／牧原徹／真崎龍人／山田はじめ／長井義雄／和久井寛人ほか　内田守人（選）　25～32
添削寸感抄（五）　内田守人　26～29
萩の花　七月詠草　二宮しげ子／太田富枝／小泉しげの／秋田順子／近藤宣教子／戸田節子／米田幸子／岡田光子／奥野芳乃ほか　萩の花　29～32
児童文芸　正夫／五男／延年／しん子／宏一　愛生学園　33
長島愛生園慰安会寄附金報告／寄附物品（図書の部）／物品ノ部　34～36

第8巻第10号　一九三八（昭和一三）年一〇月一日発行

（＊写真）熱汗裡！皇軍の苦闘を偲ぶ　入園者の奉仕作業　表紙
国立癩療養所長島愛生園一覧　表紙裏
財団法人長島愛生園慰安会一覧　表紙裏
全国官公私立癩療養所一覧表　(1)
愛生日誌　(2)
全国官公私立癩療養所一覧表（昭和十三年六月末現在）　(4)
巻頭言　集団勤行　光田　健輔　1
再び伊勢へ　早田　皓　2～9
光ケ丘俳壇　神宮六々子／内田守人／立川のぼる／難波まさし／馬場双葉／林梢／水野美沙子／森安子／金田節子／佐藤秀子／曽我タカエ／川上文子／田尻ひろし　光ケ丘俳壇　10～12
光明園卯の花の初句会を祝す　田尻ひろし　10
盲人は盲目の句を作らねばならぬとはかぎらない　大田あさし　11～13
俳句　雑詠　蕗ノ芽会　難波いさむ／土井喜代一／秋山松籟／袴田春雄／玉木愛子／藤井一静／佐藤湖舟 ほか　蕗ノ芽会、田尻ひろし（選）　13～16
本田一杉先生を迎へて夏季特別俳句大会　難波いさむ　14～16
楓の蔭歌壇　光田長濤／田尻ひろし／双葉清二／水野美沙子／内田松枝／川上文子／藤原京子／大賀曽賀隆子／田村たまの／内田守人　楓の蔭歌壇　17～18
癩短歌の昔と今（一）　内田　守人　17～24
長島短歌　山口義郎／瑞丘秀雄／松丘映二／長井義夫／林由貴子／真崎龍人／伊那芳夫／今西行夫／志摩村研／秋山松籟 ほか　内田守人（選）　19～24
十月号特選二十二人衆
詩
紅薔薇／五月の小曲　宝山　良三　25
豚殺　貴志野　彰　26
癩院の片隅にて　宮崎　龍人　26
宿命の井戸　潮　路　27
小曲
追憶の花　宝山　良三　27

〝海辺哀唱〟　槇　玲路　28
白雲　宝山　良三　28
哀春譜　山下喜代志　28～29
母に似た人　朱雀　京冷　29
民謡
闇夜　山下喜代志　29～30
空を眺めて　宝山　良三　30
故郷も夏が　槇　玲路　30～31
柿　宝山　良三　31
漂白　井水沓一郎　31～32
童謡
風の坊や　槇　玲路　32
誰でしよ　白　兎　子　32～33
夏が来た　槇　玲路　33
もういゝかい　杉内　敏明　33～34
蜜蜂の子　槇　玲路　34
柿の花　山條　陵　34～35
雨上り　松江　重美　35
ゆうがほ　槇　玲路　35
夏季特別原稿募集選後概評　藤本　浩一　36
編集後記　玲　路　36
児童文芸　愛生学園　正信／巌／幸子／君江／宣孜子　愛生学園　37
長島愛生園慰安会寄附金報告／寄附物品（図書の部）／其ノ他物品　38～40

第8巻第11号　一九三八（昭和一三）年一一月一日発行

（＊写真）秋爽涼　入園者の手にて成れる新良田方面に通ずる新開拓道路　表紙
国立癩療養所長島愛生園一覧　表紙裏
財団法人長島愛生園慰安会一覧　表紙裏
愛生日誌　(2)～(3)
全国官公私立癩療養所一覧表（昭和十三年七月末現在）　(4)
遣唐使藤原清河と阿倍仲麿　長　濤　生　2～4
南紀の旅　早田　皓　5～12
楓の蔭歌壇　光田長濤／脇須美／坂井臣／田尻ひろし／双葉省二／水野美沙子／山田松枝／川上文子／吉田ふじの／金田節子　ほか　楓の蔭歌壇　13～14

癩短歌の昔と今（二）　内田　守人　13～19
長島短歌　明石海人／松丘映二／長野節雄／林由貴子／小川水声／瑞丘秀雄／羽藤守雄／秋山志津夫／長井義夫／伊那芳夫　ほか　内田守人（選）　15～21
「マザー・マリヤンヌ」と「穂波実相」出づ　内田　守人　20～21
光ケ丘俳壇　内田守人／坂井臣／横山幸治／金光学海／水野美沙子／山田松枝／曽我たかえ／川上文子／田尻ひろし／馬場双葉　光ケ丘俳壇　22～24
雑詠句評　ふさを／浩水／いさむ／おさむ／松籟／貴代一／ひろし　22～27
俳句　雑詠　蕗の芽会　田村蛍子／小坂ひろみ／玉木愛子／難波いさむ／秋山松籟／永田たもつ／逸見豚仔郎　ほか　蕗の芽会、田尻ひろし（選）　25～30
子規忌句会　貴代一　記　28～30
長島詩謡　十一月作品集
詩
蟋蟀　槇　玲路　31
夜の詩　槇　玲路　31～32
黒眼鏡　岸上　哲夫　32
民謡
花火　山下喜代詩　32
秋　宝山　良三　33
童謡
秋の夜　杉内　敏明　33
〝お池の底に〟　槇　玲路　33～34
お日和　杉内　敏明　34
〝月夜の貯水池〟　槇　玲路　34～35
編集後記　玲　路　生　35
児童文芸　ヒデヲ／進一／敏夫／逸夫／君江／安子／好乃／宏一　愛　生　学　園　36～38
長島愛生園寄附金報告／寄附物品（図書の部）／物品ノ部　38～40

第8巻第12号　一九三八（昭和一三）年一二月一日発行

（＊写真）入園者秋季大運動会　表紙
国立癩療養所長島愛生園一覧（昭和13年11月末現在）　表紙裏
財団法人長島愛生園慰安会一覧　表紙裏

愛生日誌 (2)〜(3)
全国官公私立癩療養所一覧表（昭和十三年九月末現在） (4)
石黒宮内書記官をお迎へして
歓迎歌 長島短歌会 1
歓迎句 蕗之芽会 1
他山の石 光田 健輔 2〜4
土工部主任久保田一郎の死を悼む 長 濤 生 5
光ケ丘俳壇 神宮六々子／小西芳生／金光学海／小林梢／赤土清一／水野みさ子／丸埜ふみえ／川上文子／佐藤秀子 ほか 光ケ丘俳壇 6〜8
雑詠合評会（二） 善々子／浩水／はじめ／あさし／一静／ひろし 6〜9
俳句 雑詠 蕗ノ芽会 逸見豚仔郎／難波いさむ／小倉松星／秋山松癩／玉木愛子／土井喜代一／藤井一静 ほか 蕗ノ芽会、田尻ひろし（選） 9〜14
観月句会記 水上おさむ 10〜12
聖地橿原に勤労奉仕して 三原 治之 13〜14
楓の蔭歌壇 山岸庄三／水野美沙子／山田松枝／藤原京子 楓の蔭歌壇、内田守人（選） 15
長野短歌 宇田川克衛／小川水声／牧原徹／松岡映二／林由貴子／森麻雄／秋山志津夫／大竹島緒／瑞丘秀雄／長井義雄 ほか 内田守人（選） 16〜21
長島詩謡 十一月作品集
詩
秋風通信 岸上 哲夫 22
秋令の賦／秋の田園 古林志津美 23〜24
秋の音譜 新谷 令路 25
随筆 陽だまり 古林志津美 22〜24
九月例会作品発表 青木勝／沖原徹史／新谷令路／白生／聖子／山田青路 25〜26
童謡二篇
栗 杉内 敏明 26
千鳥 望ヶ丘聖子 27
児童文芸 幸子／喜美子／宏一／兼子 愛 生 学 園 28
長島愛生園慰安会寄附金報告／寄附物品（図書の部）／寄贈物品 29〜30

第9巻第1号　一九三九（昭和一四）年一月一日発行

（＊写真）朝陽島に映ず　表紙
国立癩療養所長島愛生園一覧（昭和13年12月末現在）　表紙裏
財団法人長島愛生園慰安会一覧　表紙裏
愛生日誌　(2)～(3)
全国官公私立癩療養所一覧表（昭和十三年九月末現在）　(4)
勅題　朝陽映島　光田健輔／四谷義行／内田守／桑野ゆき／水野美沙子／明石海人／山口義郎／長野節雄／小川水声／真崎龍人／川崎文川　ほか　1
支那百万の癩を如何にすべきや　光田　健輔　2～3
沖縄、国頭愛楽園開園式参列記　田尻　敢　4～5
伊勢の初旅　早田　皓　6～14
長島詩謡　新年推薦特集号
詩
四行詩二題　大前田　靖　15
落葉に寄す　新谷　令路　15
草矢　山地　睦夫　16
冬の廣野　宝山　良三　17
小曲
凡秋／寂秋　山田　青路　17～18
径　望丘　詩恵　18
ざくろの花　新谷　玲路　19
想ひ出　T．S生　19
民謡
たまに帰れば　杉内　敏明　20
みぞれふる宵　新谷　玲路　20
光（祈念）　山田　青路　21
トマト　山下喜代詩　21
秋が来る　宝山　良三　22
童謡
さようなら　新谷　玲路　22
梯子　瑞木　舜　23
かつこ　大前田　靖　23～24
夜風　瑞木　舜　24
冬の廣野　新谷　玲路　24
総評　藤本　浩一　25
編集後記　玲　路　生　25

救癩四十年の光田園長を祝す　明石海人／小川水声／北千鶴雄／山口義郎／真崎龍人／和久井寛人／久保田節子／大竹島緒 ほか　長島短歌会　26～35
楓の蔭歌壇　内田守人／小岸庄三／水野美沙子／芳田藤野／藤原京子／田村たまの／金田節子／奥山孝子　楓の蔭歌壇　28～29
長島短歌　宇田川克衛／小川水声／山口義郎／長野節雄／松丘映二／真崎龍人／山田はじめ／大竹島緒／秋山志津夫 ほか　内田守人（選）　30～35
光ケ丘俳壇　光田長濤／難波政士／金光学海／小林梢／水野美沙子／佐藤秀子／曽我みなみ／金田節子／桑野雪子／田尻ひろし　光ケ丘俳壇　36～38
秋季俳句大会　太田あさし兄鴨野巻頭祝賀　丸野／学海／半歩／笑山／春雄／暁星／蛍子／澄夫／いさむ／秋月／呑舟 ほか　浩水（記）　36～38
俳句　雑詠　蕗ノ芽会　小川天光／藤樹浩水／新坂照人／河崎文川／藤井一静／若月澄夫／宮崎呑子ほか　蕗ノ芽会、田尻ひろし（選）　39～44
雑詠合評会（三）　はじめ／いさむ／松籟／貴代一／半歩／笑山／ひろし　39～43
「後記」　貴代一　44
児童文芸　勇／順子／武夫／那男／喜美子／宏一　愛生学園　45～46
長島愛生園慰安会寄附金報告／寄附物品（図書の部）／物品之部　46～48

第9巻第2号　一九三九（昭和一四）年二月一日発行

（＊写真）春の声　園内温室にて　表紙
国立癩療養所長島愛生園一覧（昭和14年1月末現在）　表紙裏
財団法人長島愛生園慰安会一覧　表紙裏
愛生日誌　(2)～(3)
全国官公私立癩療養所一覧表（昭和十三年十月末現在）　(4)
巻頭言　建国の佳節に際し所懐を述ぶ　光田健輔　1
訪日印象記（抄）　パウル・ウーレンフート　2～4
癩と兵隊　李部仁　5～6
伊勢の初旅（続）　早田皓　7～16

故横田水道士を憶ふ　古溝　勇吉　17
楓の蔭歌壇　小岸庄三／水野美沙子／金田節子／奥山孔子／藤原京子／丸山玉恵／大賀はや子／黒木なみえ　楓の蔭歌壇　18
長島短歌　宇田川克衛／山口義郎／長野節雄／小川水声／真崎龍人／長井義夫／山根ナヽ子／和久井寛人／伊那芳夫ほか　内田守人（選）　19～23
昭和十三年度出詠歌数番付　内田守人、長島短歌会　24
光ケ丘俳壇　長濤／守人／芳生／正則／政士／美沙子／みなみ／なみえ／学海／雪子／みさ子／秀子／文子／節子／ひろし／松枝　光ケ丘俳壇　25～27
俳句　雑詠　蕗ノ芽会　難波いさむ／藤樹浩石／小山善々子／袴田春雄／逸見豚子郎／河崎文川／玉木愛子ほか　蕗ノ芽会、田尻ひろし（選）　28～35
雑詠合評会（四）　あさし／笑山／呑子／いさむ／浩水／一静／ひろし　28～33
[redacted]園長勅任官昇格予算通過祝賀句会並ニ師走例会　貴代一（記）　34～35
長島詩謡　二月作品集
詩
晩秋の午後／過去／郷愁／島の幸　志樹　逸馬　36～37
『思念の暗闇』／壮行　救癩の若き馬場先生の入営を送りて　新谷　玲路　37
民謡
芭蕉の唄（試作）　日本偉人伝・俳聖芭蕉を讃みて　槇　玲路　38
童謡
『よい日和』／『ほし栗』　破摩　浩一　38～39
あの頃／むさゝび　杉内　義明　39～40
詩　TR生／与志多実／大望／親聖海／きしがみてつを　40～41
民謡　T・R生／澤飯剛造／うるま生／中下青芽　42
童謡　S生／T・R生／S生　43
詩　大樹十一月号ヨリ　きしがみ・てつを／T・R生／僻見行男／伊藤隆司　44
民謡　うるま／S生／T・R生　45
童謡　T・R生／S生　45～46
編集後記　青木　46

児童文芸　実／安子／美和子／好男／五夫　愛生学園　47
長島愛生園慰安会寄附金報告／寄附物品（図書の部）／物品之部　48～49

第9巻第3号　一九三九（昭和一四）年三月一日発行

（＊写真）完成せる面会人宿泊所　表紙
国立癩療養所長島愛生園一覧（昭和14年2月末現在）　表紙裏
財団法人長島愛生園慰安会一覧　表紙裏
愛生日誌　(2)～(3)
全国官公私立癩療養所一覧表（昭和十四年一月末現在）　(4)
（＊写真）建築中の長島気象観測所　1
癩の消長と検診への注文　光田　健輔　2～7
N内地及其以外から内地に進入　スコットランドの癩王ロバート・ブルース　Lee S. Huizenga, 十時（訳）　7～10
光ケ丘俳壇　光田健輔／井上正則／内田守人／難波まさし／小林梢／金光学海／水野美沙子／金田節子／佐藤秀子／曽我みなみ ほか　光ケ丘俳壇　11～12
俳句　雑詠　蕗ノ芽会　若月澄夫／小倉松星／新坂照人／田村蛍子／難波いさむ／玉木愛子／若林竹星ほか　蕗ノ芽会、田尻ひろし（選）　13～19
雑詠合評（四）　浩水／喜代一／呑子／春水／はじめ／善々子／ひろし　13～18
新春俳句大会　呑子／半歩／豚仔郎／あきら／澄夫／蛍子／文川／一二三／善々子／一静／光波／貴代一／帆船／哀木／はじめ ほか　和久井笑山（記）　19～21
創作　皮膚のオアシス　社　ミノル　20～21
楓の蔭歌壇　内田守人／水野美沙子／金田節子／芳田藤野／奥山孔子／大賀はや子　楓の蔭歌壇　22
長島短歌　長野節雄／山口義郎／小川水声／瑞丘秀雄／真崎龍人／林由貴子／壱岐耕／牧原徹／森麻雄／山名正人／伊那芳夫 ほか　内田守人（選）　23～27
長島詩謡　三月号
春の詩謡　藤本浩一、福田正夫　28
詩
地上／聖夜　葛井　和雄　29～30

無題　岸上　哲夫　30
橋上の憂鬱　詩條　豊　30
黄昏のページ　志樹　逸馬　31
詩謡響音　詩謡会の皆さん　29～30
小曲
磯　山條　陵　31
流れ雲　志樹　逸馬　32
民謡
手紙　香名木浩一　32
童謡
かくれんぼ　卯月　香　32
二月の空　槇　玲路　32
お母さんへ　古里の母へ・手紙風に／又姉妹へ
青木　勝　33
児童文芸　イサム／みち子／幸子／しん子／喜美子／よしの　愛生学園　34～35
長島愛生園慰安会寄附金報告／寄附物品（図書の部）／
物品之部　36～37

第9巻第4号　一九三九（昭和一四）年四月一日発行

（＊写真）桜花爛漫　表紙
国立癩療養所長島愛生園一覧（昭和14年3月末現在）
表紙裏
財団法人長島愛生園慰安会一覧　表紙裏
全国官公私立癩療養所一覧表（昭和十四年一月末現在）
(4)
愛生日誌　(2)～(3)
島の桜　内田　守人　1
愛知県の無癩運動に就て　光田　健輔　2～7
春光を仰いで　天津農民道場にて　甲斐　静也　7～9
楓蔭歌壇　杉鮫太郎／佐藤一夫／小西芳太郎／水野
美沙子／山田松枝／奥山孔子／金田節子／藤原京子
／大賀はや子　楓　蔭　歌　壇　10
長島短歌　山口義郎／長野節雄／小川水声／松丘映二
／真崎龍人／牧原徹／瑞丘秀雄／壱岐耕／山田
はじめ／伊那芳夫　ほか　内田守人（選）　11～17
一杉先生をお迎へして　桑野　雪子　17～18
光ケ丘俳壇　光田長濤／立川のぼる／新田賤女／

内田守人／難波まさし／佐藤秀子／黒木なみ江／桑野雪子／田尻ひろし　光ケ丘俳壇　18～19
俳句　雑詠　蕗ノ芽会　高野三平／本間のぼる／難波いさむ／玉木愛子／小坂ひろみ／秋山松籟／福田秋月　ほか　蕗ノ芽会、田尻ひろし（選）　20～25
本田一杉先生を迎へて二月例会　田尻ひろし／ひろみ／はじめ／かほる／貴代一／三平／可津夫／一二三／梅月／あさし／つばさ　ほか　いさむ（記）　20～22
雑詠鑑賞　和久井笑山／甲谷青歩／難波いさむ／田尻ひろし　記　者　22～27
創作　母に送る涙　香取　勉　26～27
詩謡　四月号
詩
癩島　長島詩謡会の人々に　葛井　和雄　28
返詩　葛井和雄氏へ　長島詩謡会　29～31
咽喉手術　岸上　哲夫　31
追憶の灯　志樹　逸馬　31
石塊　杉内　敏明　31～32
詩謡響音　青木　勝　28～29
小曲
枯葉ちる　宝山　良三　32
童謡
霧が降る　杉内　敏明　32
日の丸の旗　槇　玲路　32
二月・三月の息吹　青木　勝　33
短詩　山田青路／西山義郎／安本英雄／室山良三／岸上哲夫／川畑豊／吉田実／金本浩一／重岡徹／青木勝　33～34
児童文芸　宣孜子／かね子／邦男／イサム／しん子　愛生学園　35
長島愛生園慰安会寄附金報告／寄附物品（図書の部）／物品之部　36～37

第9巻第5号　一九三九（昭和一四）年五月一日発行

（＊写真）長島の南海岸　遥に小豆島を望む　表紙
国立癩療養所長島愛生園一覧（昭和14年4月末現在）　表紙裏
財団法人長島愛生園慰安会一覧　表紙裏
愛生日誌　(2)～(3)

全国官公私立癩療養所一覧表（昭和十四年三月末現在）（4）
蕗の芽句集より　松籟／へちま／情史／良三／舟人　1
老医に聞く　光田　健輔　2～4
スエーデンの癩　田　尻　生　5～6
挨拶　レーンスチルナ博士、難波（訳）　6
光ケ丘俳壇　光田長濤／小河行雄／内田守人／難波
まさし／太田厨吉／金光学海／戸田／丸野フミエ／
水野美沙子／竹田ケイ子／桑野雪子／田尻ひろし
光ケ丘俳壇　7～10
雑詠鑑賞　藤樹浩水／赤木半歩／太田あさし／田尻
ひろし　7～12
俳句　雑詠　蕗ノ芽会　難波いさむ／玉木愛子／土井
貴代一／藤樹浩水／小倉松星／小坂ひろみ／中場
志生　ほか　蕗ノ芽会、田尻ひろし（選）　10～15
平松措大先生を迎へて　はじめ／善々子／ふさを／笑山
／清志／光波／文川／松籟／愛子／秋月／半歩／春雄
／いさむ　笑山（記）　12～14
蕗之芽　三月々例会　白牙童／帆船／あきら／春雄／
ふさを／丸埜／半歩／しづか／照人／哀人
長島短歌　山口義郎／松丘映二／牧原徹／瑞丘完爾／　蕗ノ芽会　15
真崎龍人／片岡雅子／森麻雄／山名正人／杉内敏明
／沖島紅南　ほか　内田守人（選）　16～20
長島詩謡　五月号
詩
聖家族　葛井　和雄　21
春の日　青木　勝　21～22
国葬　岸上　哲夫　22～23
ガリレオ　槇　玲路　23
月夜の金貨　槇　玲路　24
風の晩　槇　玲路　24
燈　あきすみを　25
ゴム風船　志樹　逸馬　25
蛾　高了　峯　25
民謡
手紙　K　生　25
出郷の唄　杜　ミノル　26
童謡
故郷恋し　青葉　繁　26

随筆文　写真　岸上　哲夫　26
児童文芸　昭和／英樹／しげ子／邦男／喜美子／宏一／安子／武彦　愛生学園　27〜28
長島愛生園寄附金報告／寄附物品（図書の部）／物品之部　29〜31

第9巻第6号　一九三九（昭和一四）年六月一日発行

（＊写真）恵の鐘楼より黎明の内海を望む　表紙
国立癩療養所長島愛生園一覧（昭和14年5月末現在）　表紙裏
財団法人長島愛生園慰安会一覧　表紙裏
愛生日誌　(1)〜(2)
全国官公私立癩療養所一覧表（昭和十四年三月末現在）　(3)
長島神社奉賛　内田　守人　1
「ペスト」と癩　光田　健輔　2〜5
因伯の山野を跋渉して　内田　守　6〜17
楓の蔭歌壇　管儀一／井上三郎／桑野笑子／水野美沙子／山田松枝／藤原京子／黒木浪江／田村たまの／戸田寛　楓の蔭歌壇　18
長島短歌　関一也／山口義郎／松岡映二／小川水声／牧原徹／瑞丘完爾／真崎龍人／和久井寛人／森正／河村渡／西中繁子 ほか　内田守人（選）　19〜24
光ケ丘俳壇　光田長濤／難波まさし／太田房吉／本田正八郎／金光学海／戸田寛／丸埜文絵／田中定子／水野みさ子／佐藤秀子／曽我みなみ／桑野雪子／田尻ひろし　光ケ丘俳壇　25〜27
雑詠句評（四）　愛子／笑山／いさむ／秋月／ひろし　25〜30
俳句　雑詠　蕗ノ芽会　玉木愛子／小倉松星／土井貴代一／藤樹浩水／難波いさむ／宮崎呑子／和久井笑山 ほか　蕗ノ芽会、田尻ひろし（選）　28〜33
四月例会並追悼句会　丸野／凡骨／はじめ／水里／笑山／ひるみ／のぼる／孤村／おさむ／一平／洋春／和子／静／桔梗子 ほか　浩　水　31〜33
長島詩謡　六月号
詩のたより　福田正夫／白鳥省吾／藤本浩一／和田健　34

春季特選作品集　藤本浩一（選）
詩　第一部
嵐　青木　勝　35
断片章／晩冬景物詩／夕景　槇　玲路　35
詩　第二部
春日譜　矢片　芳朗　36
〝旅の情〟　秋山志津夫　36〜37
小曲
きりのみち　杉内　敏明　37
落日に寄せて　安元　英雄　37〜38
民謡
夏秋去　芝　保夫　38
風車　宝山　良三　38
童謡
オホーツク海　槇　玲路　38〜39
目が見える　香　島　生　39
寸記　40
選評　藤本　浩一　41
寄稿詩
収穫／野火　葛井　和雄　41〜42
初夏詩風音　あをき　42
児童文芸　しん子／邦男／勇／美和子／栄一／英樹／安子／兼子／邦男／敏夫／喜美子　愛生学園　43〜46
雑詠　柚須塔影　46
長島愛生園慰安会寄附金報告／寄附物品（図書の部）／物品ノ部　47〜49

第9巻第7号　一九三九（昭和一四）年七月一日発行

（＊写真）涼風は海の彼方から　表紙
国立癩療養所長島愛生園一覧（昭和14年6月末現在）　表紙裏
財団法人長島愛生園慰安会一覧　表紙裏
愛生日誌　(2)〜(3)
全国官公私立癩療養所一覧表（昭和十四年三月末現在）　(4)
学生も救癩の一翼に　M・T・U・H　1
癩恐怖症の発生と其予防法　光田　健輔　2〜4
長島詩謡　七月号

愛生詩人の巨木性　明石海人君の霊に　福田　正夫　5～6
遺稿詩　夢　明石　海人　6
悼詩　葛井　和雄　7
盛夏詩風韻　吉川則比古　7～8
詩　送葬歌　明石海人氏の霊に　岸上　哲夫　8
悼詩　秋山志津夫　8～9
巨火　明石海人君の霊に　青木　勝　9
詩人明石海人さんのこと　山田　青路　10～11
寸記　あをき　11
光ケ丘俳壇　光田長濤／小西芳生／内田守人／難波
まさし／金光学海／田中久雄／角田和夫／戸田寛／
田中定子／丸埜文絵 ほか　光ケ丘俳壇　12～14
一杉先生御一行を御迎へして　一杉／秋泉／草舎／
一路／紅弓／ひろし／守人／雪子／文絵／定子／
半歩／春雄／あさし ほか　土井貴代一　13～15
俳句　雑詠　蕗ノ芽会　中村和子／小倉松星／小山
善々子／土井貴代一／逸見豚仔郎／秋山松籟／難波
いさむ ほか　蕗ノ芽会、田尻ひろし（選）　15～21
雑詠句評　六月号より抽出　大田あさし／山田はじめ
／土井貴代一／小山善々子／田尻ひろし　16～21
故明石海人を追悼す「白猫」以後（遺詠）
明石　海人　22～23
明石君を哭す　内田　守人　22～23
追悼歌　光田長濤／脇須美／内田守人／田尻ひろし／
角田歌津緒／水野みな子／藤原京子／大賀はや子／
曽我南子／長野節雄／小川水声 ほか　23～25
故明石海人兄を思ふ　長野　節雄　26～27
長島短歌　宇田川克衛／山口義郎／関一也／高丘
進二郎／小川水声／牧原徹／真崎龍人／和久井寛人
／香取勉／佐々木元 ほか　内田守人（選）　28～32
児童文芸　しん子／栄一／宏一／喜美子／英樹／安子／
幸子　愛生学園　33～35
通信欄　36
長島愛生園慰安会寄附金報告／寄贈物品（図書の部）／
物品の部　37～38

第9巻第8号　一九三九（昭和一四）年八月二五日発行

（＊写真）夏の新良田風景　表紙

国立癩療養所長島愛生園一覧（昭和14年7月末現在）　表紙裏
財団法人長島愛生園慰安会一覧　表紙裏
全国官公私立癩療養所一覧表（昭和十四年五月末現在）　(1)
愛生日誌　(2)～(3)
癩素因説に慎重なる検討を加へよ　光田　健輔　4～8
四国某県下の検診　田尻　敢　9～12
長島短歌　和久井寛人／牧山徹／伊那芳夫／林由貴子／杉内義明／森正／真崎龍人／片岡雅子／沖島紅南／佐々木元 ほか　内田守人（選）　13～18
光ケ丘俳壇　光田長濤／平位登代子／渡瀬濱子／鈴木初枝／杉江公子／石川梨代子／内田守人／難波まさし／太田房吉 ほか　光ケ丘俳壇　18～20
俳句　雑詠　蕗ノ芽会　中村和子／和久井笑山／小山善々子／難波いさむ／玉木愛子／小倉松星／土井貴代一／本間のぼる ほか　田尻ひろし（選）　21～28
同人句会記　のぼる／松籟／愛子／ふさを／貴代一／かほる／青歩／静／水里／文川／素人／善々子　和久井笑山　21
赤木半歩兄すゞしろ巻頭祝賀句会並例会　浩　水　22～25
明石海人氏追悼句会　難波いさむ　25～28
長島詩謡　8月号
詩
蛇と私と　志樹　逸馬　29
追懐の譜　沖原　徹史　29
ま昼の霊山　秋山志津夫　30
忍耐　多賀島荒郎　31
葬式　世志丘　都　31
小曲
変笛哀唱／春傷抄　杉内　敏明　32
民謡
俺みの虫よ　志樹　逸馬　33
おッ母さん／短気　山下喜代詩　33
童謡
月夜のお窓　槇　玲路　34
木枯　破摩　浩一　35
浜辺　石見　雛人　35
選評　藤本　浩一　36

寸記　あをき　36
児童文芸　ミノル／喜美子／タケシ／宏一／順子／敏夫／邦男／宣孜子／五夫／しん子　愛生学園　37〜40
長島愛生園慰安会寄附金報告／寄附物品（図書の部）／物品の部　41〜43

第9巻第9号　一九三九（昭和一四）年九月一日発行

（＊写真）完成せる長島気象観測所　表紙
国立癩療養所長島愛生園一覧（昭和14年8月末現在）　表紙裏
財団法人長島愛生園慰安会一覧　表紙裏
全国官公私立癩療養所一覧表（昭和十四年六月末現在）　(1)
愛生日誌　(2)〜(3)
栄養を合理的ならしむべし　光田　健輔　4〜6
無癩県を征く　早田　皓　7〜22
光ケ丘俳壇　光田長濤／本多正八郎／角田かずを／田中久男／戸田寛／佐藤秀子／金光学海／曽我みなみ／黒木なみゑ／井上智子／桑野雪子／田尻ひろし　光ケ丘俳壇　23〜24
俳句　雑詠　蕗ノ芽会　山田凡骨／袴田春雄／藤樹浩水／小坂さつき／中村和子／土井貴代一／兵頭春水 ほか　蕗ノ芽会、田尻ひろし（選）　24〜28
短歌行王郎司直に贈る　杜　甫　28
先輩物故者慰霊句会　ひろし／丸野／田中／愛子／光波／白蛾／清志／いなほ／白梅／秋芳／初穂／笑山／素人／水星／晴月／かほる ほか　貴代一（記）　29〜30
七月例会　ひろし／黒木／あさし／清志／初穂／燕四郎／松籟／林九／いなほ／重美／ふさを／浩水／一平／捨小舟／秋芳 ほか　春　雄（記）　30
長島詩謡　9月号
転載
月夜のスロープ　槇　玲路　31
夕暮　破摩　浩一　31〜32
昼の浜部　入江　香　32
砂漠の夜　槇　玲路　32
たんぽぽ　杉内　敏明　33
坊ヤノ春　西羽　史郎　33

詩
病院の夜　沖原　徹史　33～34
郷恋暮調　杉内　敏明　34
黄昏　宝山　良三　34～35
会報　あをき　35
京子／川上文子／有信君子　楓の蔭歌壇　36～37
楓の蔭歌壇　内田守人／角田歌津緒／竹田まん／藤村
明石海人著「海人遺稿」「望郷歌」（癩文学集）　角田生　36～37
長島短歌　宇田川克衛／長野節雄／松丘映二／小川
水声／林由貴子／真崎龍人／佐々木元／紀井沓／
片岡雅子／沖島紅南 ほか　内田守人（選）　38～43
児童文芸　近藤宏一／杉浦敏夫／秋田順子／近藤
よし子／二宮茂子／吉田邦男／盛巌　愛生学園　44～46
編集後記　角田生　46
長島愛生園慰安会寄附金報告／寄附物品（図書の部）／
寄贈物品　47～49

第9巻第10号　一九三九（昭和一四）年一〇月一日発行

（＊写真）風鈴の塔　表紙
国立癩療養所長島愛生園一覧（昭和14年9月末現在）　表紙裏
財団法人長島愛生園慰安会一覧　表紙裏
全国官公私立癩療養所一覧表（昭和十四年七月末現在）　(1)
愛生日誌　(2)～(3)
寄贈物品　(3)
労働治療と蔬菜栄養治療　光田　健輔　4～7
露もぐら（その一）病歌人たち　杉　鮫太郎　7～9
〝寄セがき〟より　森啓三／馬場正人／岡村敬二／内山
友五郎／川端荘三郎／高塚俊彦　9
随筆　沖縄の風物　東洋　癩生　10～13
長島短歌　山口義郎／長野節雄／小川水声／松丘映二
／山田はじめ／森正／関一也／杉内義明／伊那芳夫
／和久井寛人 ほか　内田守人（選）　14～19、9
光ケ丘俳壇　光田長濤／関根翠岳／内田守人／難波
政士／太田房吉／本田正八郎／角田かずを／田中

久雄／三原治之ほか　光ケ丘俳壇　20～21
俳句　雑詠　蕗ノ芽会　和久井笑山／小倉松星／難波いさむ／中村和子／秋山松籟／玉木愛子／土井貴代一ほか　蕗ノ芽会、田尻ひろし（選）　21～25
蕗之芽同人会　笑　山　25～26
夏季特別大会記　和子／ふさを／かほる／春雄／青歩／天峡／紫水／凡骨／愛子／林九／やまと／ひろみ／浩水／辰雄／一平ほか　水上　修　26～27
長島詩謡
詩
月光　習作　秋山志津夫　28
三行詩三篇　岸野　章　28
癩者の寂滅　世志　立都　28
夏　芝　保夫　28
小曲
宿命の詩人　秋山志津夫　29
民謡
雁　破摩　浩一　29
宿世　志樹　逸馬　29
俺アつらひ　破摩　浩一　29
童謡
破れ案山子　破摩　浩一　29～30
短章二篇　志樹　逸馬　29
随筆　散漫な闘病生活者の夢　青木　勝　30～34
寸詩　青　木　34、37
児童文芸　溜池安子／宮谷美和子／今村栄一／戸田勇／山本武／松岡英樹／秋田順子／岡田光子／近藤宏一　愛生学園　35～37
〝見えざる祈りの力〟　37
秩父の暮秋　嶋　うしほ　38～43
楓蔭歌壇一首評　笹野　一夫　44
編集後記　角　田　生　44
長島愛生園慰安会寄附金報告／寄贈図書　45～46

第9巻第11号　一九三九（昭和一四）年一一月一日発行

（＊写真）園内菊花展覧会　表紙
国立癩療養所長島愛生園一覧（昭和14年10月末現在）　表紙裏
財団法人長島愛生園慰安会一覧　表紙裏

全国官公私立癩療養所一覧表（昭和十四年八月末現在）　1
愛生日誌　2～3
寄贈物品　3
愛生園気象句報　愛生園観測所　4～6
巻頭言　〝十一月十日〟　光田　健輔　7
光ケ丘から東新良田まで（十月四日）　光田　健輔　8～10
應召中の小西芳太郎君より　10
露もぐら（その二）　病歌人たち　杉　鮫太郎　11～13
〝島田尺草全集〟　13
楓の歌壇　加藤将之／内田守人／角田歌津緒／竹内圭子／藤原京子／松島敏子／宮内洋子　楓の歌壇　14～15
一路主宰　山下陸奥先生御夫妻歓迎会の記　志　津　夫　14～15
長島短歌　山口義郎／小川水声／山田はじめ／片岡雅子／山根ナナ子／河村渡／佐々木元／和久井寛人／伊那芳夫／森正 ほか　内田守人（選）　16～21
秋季特別懸賞短歌入選歌　長野節雄／河村渡／森正／兵頭春水／片山一光／佐々木元／大竹島緒　山下陸奥（選）　21
光ケ丘俳壇　光田長濤／竹田ケイ／井上智子／宮田洋子／桑野雪子／角田かずを／田尻ひろし　光ケ丘俳壇　22
九月同人句会　貴代一／松籟／愛子／文川／光葉／豚仔郎／笑山／白牙童／備南／一平／茂生／ひろみ／静／春水／のぼる ほか　春　雄（記）　22～23
俳句　雑詠　蕗ノ芽会　難波いさむ／田村蛍子／新坂照人／土井貴代一／小坂ひろみ／和久井笑山／玉木愛子 ほか　蕗ノ芽会、田尻ひろし（選）　23～29
子規忌愚哉忌を兼ね九月例会　ひろし／春雄／初穂／茂生／照人／青歩／さつき／晩鐘／水里／林九／白蛾／凡骨／紫水／愛子 ほか　いさむ（記）　24～26
出征職員慰問観月句会　重美／いさむ／呑海／雪舟／光葉／海竜／一平／白扇／八郎／いなほ／白牙童／やまと／小桂月／暁鉦 ほか　渉　々（記）　26～29
長島詩謡欄
詩
秋戦　30

北窓に聞く　不　二　木　30
弟へ寄す　秋山志津夫　30〜32
秋妹　西羽　四郎　32
思ひ出　32
秀逸出発　不二木　穰　32
みどり色の哀歓　志樹　逸馬　32
断章　樹　秀夜　32
民謡
桔梗　小島　住夫　32
風呂の中　坂野　無名　32〜33
童謡
野球　西羽　四郎　33
お月見　破摩　浩一　33
田舎　西羽　四郎　33
まつ母　大仙まさを　33〜34
月夜雲　芝　保夫　34
寸記　青　木　34
御製拝誦の悦び　ツカダキタロー　35〜36
児童文芸　盛巌／秋田順子／澤田明江／山本武／吉田喜美子／戸田節子／吉田邦雄／近藤広一
秩父の暮秋（つゞき）　愛生学園　37〜38
長島愛生園慰安会寄附金報告／寄贈図書　嶋　うしほ　39〜42
編集後記　43〜44
　角　田　生　44

第9巻第12号　一九三九（昭和一四）年一二月一日発行

（＊写真）園内養豚舎　表紙
国立癩療養所長島愛生園一覧（昭和14年11月末現在）　表紙裏
財団法人長島愛生園慰安会一覧　表紙裏
全国官公私立癩療養所一覧表（昭和十四年九月末現在）　1
愛生日誌　1〜2
寄贈物品　2
広瀬前厚相御挨拶要旨　記　者　3
癩と結核　光田　健輔　4〜5
皇后陛下御令旨　皇　后　4
畜産講座　安　藤　6〜7
愛生園気象旬報　愛生園観測所　7

随筆　動静の小窓　上村　貞章　8～9
長島詩謡
詩
火の匂ひ　沖原　徹二　10
晩秋二題　岸上　哲夫　10
訣別　秋山志津夫　10～11
憂夜　不二木　穰　11
二行詩／泥偶人形　志樹　逸馬　11
秋想抄　安元　英雄　12
月　横田　正　12
流転／病む詩人　世志丘　都　12
一線　高島　信一　12
民謡
民謡三篇　山田　青路　13
童詩
「山へ行くと」　槇　玲路　13
童謡
ヒユツテの夕　槇　玲路　13～14
水車　入江　香　14
断章綴／さゝやき　青木　勝　14
病気　破摩　浩一　14
昭和十四年の癩院詩壇と感想的覚え書一つ二つ　青木　勝　15～17
全国癩俳人慰安俳句大会特別記事　座談会大会を終つて　ひろし／浩水／いさむ／修／貴代一／笑山／渉々　18～19
丘の秋　浩　水　20
待ちわびし今日　大田あさし　21
待つと云ふこと　難波いさむ　22
その後に来るもの　水上　修　23
全国癩俳人慰安俳句大会記　和久井笑山　24～25
悼蛍子君　本田　一杉　26
蛍子を想ふ　田尻ひろし　27
遺稿集　田村　蛍子　28～44
追悼句　田尻ひろし／桑野雪子／丸埜フミエ／太田あさし／赤木半歩／藤樹浩水／土井貴代一／難波いさむ／湧井笑山／袴田春雄　ほか　28～30
追悼句会　浩水／光波／春雄／更生／和子／凡骨／一静／あきら／竣／秋月／海龍／松籟／照人／倍月／はじめ／水里／豚仔郎／紫水　ほか　笑　山（記）　30～35

蛍子さんを悼む　土井貴代一　35〜38
蛍子さんを悼む　難波いさむ　39〜41
他誌より　水上　修　42〜44
後記　水上　修　45
編集を終りて　斎藤ふさを　45
光ケ丘俳壇　田中文男／舟木直四郎／光田長濤／関根翠岳／小西芳生／内田守人／難波まさし／角田かずを／田中斐沙夫 ほか　光ケ丘俳壇　46、63
ひろし先生ホトトギス入選祝賀並十月例会　春水／白扇／紫水／桔梗子／ひろみ／海龍／新流／かほる／洋春／半歩／羽田一／ふさを／白蛾／一光／青歩／美千代／凡骨／鳴子／愛子／あさし／雁男／としを／あさし／捨舟　和久井笑山（記）　46〜49
俳句　雑詠　蕗ノ芽会　玉木愛子／難波いさむ／中村和子／小山善々子／長坂可津夫／和久井笑山／杉江重美 ほか　蕗ノ芽会、田尻ひろし（選）　47〜53
同人句会　ひろみ／照人／初穂／可津夫／一平／貴代一／ふさを／雁男／白牙童／笑山／春水／のぼる／愛子／白蛾／浩水／はじめ／春雄／芳草／梅月　春水（記）　50〜51
吟行記　春水／渉々／貴代一／雁男／凡骨／ふさを／笑山／白牙童／春雄／可津夫／芳草／備南／秋月／いさむ／かほる／青歩／浩水 ほか　貴代一（記）　51〜53
楓の歌壇　舟木直四郎／岡田武子／赤松如水／畑栄子／角田歌津緒／竹田圭子／黒木なみゑ／芳田ふじ乃／佐藤秀子／川上文子 ほか　楓の歌壇　54〜56
『萩の島里』を読みて　岡田　武子　54〜56
長島短歌　宇田川克衛／永野節雄／山口義郎／松丘映二／小川水声／山田はじめ／伊那芳夫／佐々木元／杉内敏明／河村渡 ほか　内田守人（選）　57〜63
安達憲忠十年記念追憶会　63
絶詠　田村　蛍子　63
寄贈図書　63
児童文芸　林五夫／森巌／溜池安子／戸田勇／山本健／戸田節子／吉田喜美子／近藤広一　愛 生 学 園　64〜65
愛生園気象旬報　愛生園観測所　66
愛生園慰安会寄附金報告／寄贈図書　67〜68

第10巻第1号　一九四〇（昭和一五）年一月一日発行

（＊写真）愛生園全景　表紙
国立癩療養所長島愛生園一覧（昭和14年2月末現在）　表紙裏
財団法人長島愛生園慰安会一覧　表紙裏
全国官公私立癩療養所一覧表（昭和十四年九月末現在）　(1)
勅題　迎年祈世／大正天皇御陵に額きて　光田長濤　(5)
二千六百年紀念一万床拡充促進を望む　光田健輔　1〜3
明石海人賞制定に就て　内田守人　4
創作　丘の上の青年達　香取勉　5〜9
第一回創作募集寸感　内田守人　10
青年団文芸（大樹）
詩
冬景　不二木穣　11
二行詩　志樹逸馬　11
友情　秋山志津夫　11
短歌　村重成希／島達夫／長島二郎／秋山志津夫／マキヒトシ　槙原徹（選）　11
俳句　久野純太郎／泉貴志代／中谷一海／失摩漁／常盤伊佐夫　土井貴代一（選）　11
楓蔭歌壇　内田守人／角田歌津緒／川上文子／芳田藤野／竹田圭子／有信君子／佐藤ヒデ／奥山孔子／曽我ミナミ／大賀ハヤ子ほか　楓蔭歌壇　12〜14
少年短歌　有元稔／松田広嗣／溜池安子／池田末子／吉田喜美子／近藤宏一／戸田節子／西野たか子　12〜14
長島短歌　宇田川克衛／松立映二／小川水声／大竹島緒／伊那芳夫／秋山志津夫／佐々木元／片岡雅子／杉内義明／沖島紅南ほか　内田守人（選）　14〜20
長島詩謡欄
詩
正月に　青木勝　21
〝風呂場にて〟　岸上哲夫　21
水銀柱／朔風　沖原徹二　22
二十四年　秋山志津夫　22〜23
わたし（未完）　秋山志津夫　23

希望　高島　新一　23
秋丘の詩　不二木　穣　23
拳　志樹　逸馬　23
女神　高島　新一　23
童謡
分譲地　槇　玲路　23～24
舞踊　立田　五郎　24
いたちつこ　入江　香　24
寸記　秋山志津夫　24
光ケ丘俳壇　光田長濤／関根翠岳／内田守人／難波まさし／小林こずゑ／角田かずを／戸田寛／田中斐沙夫／川上文子／佐藤秀子／松島とし子／桑野雪子／田尻ひろし　25
俳句　雑詠　蕗ノ芽会　杉竣／大内あさし／牧紫水／箕島龍夫／水上修／小山善々子／難波いさむ／中村和子　ほか　蕗ノ芽会、田尻ひろし（選）　26～32
十二月同人会　あさし／松籟／凡骨／ふさを／青歩／燕四郎／瑞峯／ひろみ／秋芳／三平／白蛾／河津夫／一海／のぼる／いさむ　ほか　春　雄（記）　26～29
不自由者研究俳句　第二十六回発表　のぼる／鳴子／和子／秋月／竹星／豚仔郎／凡太郎／白扉／拙村／海竜／一静／一美／芳草／光葉　水上修（選）　30
蕗ノ芽便り　31～32
児童文芸　米田幸子／溜池安子／近藤宏一／松本照子／丸崎弘子／今村栄一／鈴木和枝／吉田喜美子／佐伯一成　ほか　愛生学園　33～35
村の日記　ツカダキタロー　36～38
（＊短歌）　小西芳太郎　38
愛生園気象旬報　愛生園観測所　39～40
愛生園慰安会寄附金報告／寄贈図書／寄贈物件　40～43
愛生日誌　42
編集後記　角　田　生　43

第10巻第2号　一九四〇（昭和一五）年二月一日発行

（＊写真）恵の鐘　表紙
国立癩療養所長島愛生園一覧（昭和15年1月末現在）　表紙裏
財団法人長島愛生園慰安会一覧　表紙裏
全国官公私立癩療養所一覧表（昭和十四年十一月末現在）

海龍／青歩／梨山／ひろみ／修／蘭田男／文川／
照人／竹星／貴代一 ほか　春雄（記）　36〜37
蕗ノ芽便り　貴代一（記）　38
創作　磯薊の花　木下 実男　39〜45
村の日記　つかだきたろー　46〜48
愛生園気象旬報　愛生園観測所　48〜49
児童文芸　西たか子／吉田邦夫／松浦敏夫　愛生学園　50〜51
愛生園慰安会寄附金報告／寄贈図書　52〜54
難波同康院長よりの第一信　難波 同康　55
編集後記　角田生　56

第10巻第3号　一九四〇（昭和一五）年三月一日発行

（＊写真）保育児童／山本一清博士を迎へて／大谷智子
裏方を迎へて　表紙〜(2)
国立癩療養所長島愛生園一覧（昭和15年2月末現在）　表紙裏
財団法人長島愛生園慰安会一覧　表紙裏
全国官公私立癩療養所一覧表（昭和十四年十二月末現在）

竹田宮大妃殿下の御薨去を哀悼し奉る　(3)
光田 健輔　(6)
皇紀二千六百年頌詠　藤田一声／天野梅太郎／坂木
原敢／山田一／佐々木元／羽藤守雄／山口義郎／
杉内義明／吾妻武夫 ほか　内田守人（選）　1
共匪及癩菌に対する聖戦　光田 健輔　2〜4
鉄眼を思ふ　長 濤生　5
愛生園を訪ふ　大谷 智子　6
愛生印象記　三原 清尭　7〜10
村の日記　ツカダキタロー　11〜13
モヒ中毒患者の手記より　角田生　13〜14、55
気象観測所回顧　天島梅太郎　15〜19
愛生園気象旬報　愛生園観測所　19〜20
楓の蔭歌壇　林小熊生／衣川法海／川上晶雄／川尻
ひろし／小川正子／角田歌津緒／川上文子／竹田
圭子／藤原京子 ほか　楓の蔭歌壇　21〜22
前月作品合評　山口義郎／長野節雄／佐々木元／小川
水声／松丘映二／伊那芳夫／杉内義明／牧原徹／
瑞丘莞爾／内田守人／宇田川克衛 ほか　23〜24

長島短歌　其ノ一　松丘映二／伊那芳夫／佐々木元／杉内義明／小川水声／大竹島緒／宇田川克衛　25〜26
長島短歌　其ノ二　片岡雅子／永井義雄／千本直子／沖島紅南／和久井寛人／津川由美／羽藤守雄／森正／香取勉／河崎文川　ほか
詩謡特集　藤本浩一（選）　内田守人（選）　26〜30
詩
癩命　秋山志津夫　31
八月の感覚　西羽　四郎　31〜32
夜の海　岸上　哲夫　32
人生（二行詩二編）／花　志樹　逸馬　32
宿命　高島　信一　32〜33
小曲
孤愁　沖原　徹夫　33
落葉　山田　青路　33
民謡
故郷忍んで／鐘が鳴る　破摩　浩一　34
島の春　高島　信一　34
童謡
注射　西羽　四郎　34〜35
港の午後　入江　香　35
老靴屋　不二木　穣　35
神経痛　良成　稔　35〜36
月夜の田園道　破摩　浩一　36
静かな朝　西羽　四郎　36〜37
選後感　藤本　浩一　37
寸言　秋山志津夫　38
光ケ丘俳壇　光田長濤／関根翠缶／内田守人／角田歌津緒／戸田寛／本多正八郎／田中緋紗夫／桑野雪子／丸野文絵／川上文子　ほか　光ケ丘俳壇　39
俳句　雑詠　蕗ノ芽会　大田あさし／齋藤ふさを／藤樹浩水／人見蘭田男／秋山松籟／和久井笑山／水谷三桑　ほか　蕗ノ芽会、田尻ひろし（選）　40〜46
山田凡骨兄ホト、ギス入選祝賀を兼ね　新春例会　貴代一／洋春／米哉／ひろみ／古城／さつき／蜩声／春水／蘭田男　ほか　難波いさむ（記）　40〜43
二月同人会報　水上　修　44〜46
斜陽に立ちて　島　一兵　47〜55
〔癩院を明るいと言ひ……〕　角　田　55
児童文芸　松岡英樹／石本万吉／盛巌／佐伯一成／

二宮しげ子／岩澤伸子　愛生学園　56～58
長島愛生園慰安会寄附金報告／寄贈深謝　59～61
愛生日誌　61
編集後記　角田生　61

第10巻第4号　一九四〇（昭和一五）年四月一日発行

（＊写真）小島の春　表紙
国立癩療養所長島愛生園一覧（昭和15年3月末現在）　表紙裏
財団法人長島愛生園慰安会一覧　表紙裏
全国官公私立癩療養所一覧表（昭和十四年十二月末現在）　(1)
小島の春　小川正子　表紙
沖縄にて光田先生のみ声と恵の鐘の放送を聞くの記　東洋癩生　(4)
巻頭言　癩自由療養部落是乎非乎　光田健輔　1
内地癩部落の盛衰　光田健輔　2～6
千字文四十句抄録　長濤生　7～8
村の日記（四）　ツカダキタロー　9～10
続愛生印象記　三原清尭　11～13
光ケ丘俳壇　光田長濤／関根翠山／内田守人／湯目芳郎／柚須塔影／本多正八郎／佐久川四郎／角田歌津緒／戸田寛 ほか　光ケ丘俳壇　14～15
俳句 雑詠　蕗ノ芽会　人見藺田男／大田あさし／玉木愛子／齊藤ふさを／難波いさむ／岡崎たいち／小田松城 ほか　蕗ノ芽会、田尻ひろし（選）　16～22
一杉先生を迎へて　三平／さつき／照人／あさし／新月／初穂／凡骨／静泉／秋月／一芽／紫水／善々子／ひろみ ほか　土井貴代一（記）　16～17
感謝句会記　貴代一／修／ひでみ／春水／愛子／燕四郎／和子／春雄／米哉／海龍／一静／半歩／あさし／松城／蘇杖 ほか　春雄（記）　19～22
楓の蔭歌壇　小川正子／角田歌津緒／藤原京子／大賀はや子／植田ひで子／工藤志津子／井上智子／有信君子／奥山孔子 ほか　楓の蔭歌壇　23～24
児童短歌　田村稔／溜池安子／村田延平／池田末子／吉田喜美子／松田広嗣／二宮しげ子／北島兼子／近藤宣岐子／西野たか子 ほか　24
長島短歌前月合評　大竹島緒／山田はじめ／片岡雅子

／和久井寛人／佐乃小文二／沖島紅南／山口義郎／
永野節雄／内田守人 ほか　長島短歌会　25～27
長島短歌　その一　寸評　藤　得之　28
長島短歌　その一　山口義郎／小川水声／壱岐耕／
伊那芳夫／佐々木元／須田洋二／眞崎龍人／大竹
島緒／宇田川克衛　29～30
長島短歌　その二　片岡雅子／沖島紅南／津川由美／
和久井寛人／羽藤守雄／坂口繁子／香取勉／山本
民恵／吾妻武夫 ほか　内田守人（選）　30～35
長島詩謡
詩
自助劇の癩　青木　勝　36
ブランコ　丘　志津子　36～37
窓　沖原　徹二　37
二行詩　志樹　逸馬　37
かね・ぽけい　岸上　哲夫　37～38
帰省　不二木　穣　38
短詩二題『思慕』／夢　秋山志津夫　38
童謡
『樺太風景』　多来加湖／ブシの花／馴鹿／春／橇
／熊祭　槇　玲路　38～40
若葉の山道　破摩　浩一　41
短詩二篇　巨象／闇に光るもの（その一）　志樹　逸馬　41
春の雨　破摩　浩一　41
師と別る　高島　信一　41～42
憂悶　横田　正　42
寸記　秋山志津夫　42
愛生園気象旬報　愛生園観測所　43～44
長島愛生園慰安会寄附金報告／寄贈深謝　44～45
児童文芸　伊藤末子／林美代子／林五夫／近藤宏一／
米田幸子／　愛生学園　46～51
愛生日誌　51
編集後記　角　田　生　51

第10巻第5号　一九四〇（昭和一五）年五月二五日発行

（＊写真）園内温室　表紙
（＊短歌）〔これの世を……〕　明石海人　表紙
公孫樹を戴きて　光田　健輔　表紙裏

国立癩療養所長島愛生園一覧（昭和15年4月末現在）（1）
財団法人長島愛生園慰安会一覧　（1）
全国官公私立癩療養所一覧表（昭和十五年二月末現在）　（4）
明治時代の社会事業の思ひ出と官公立癩療養所内相互扶助事業の発達　光田　健輔　1～4
支那歴史より　長　濤　生　5～6
愛媛県下検診行　田尻　敢　7～9
創作短評　光岡　良二　9～10
或る忌避　頼　二三雄　11～14
村の日記　ツカダキタロー　15～17
国頭愛楽園だより　中島　秀雄　17
愛生園気象旬報　愛生園観測所　18、24
朝を歩く　岡田　武子　19
長島短歌　前月作品合評　松丘　映二　20～22
光が恋はれる　岡田　武子　22
楓の蔭歌壇　小川正子／竹田圭子／工藤志津恵／川上文子／松島紀子／有信君子／丸埜フミエ／奥山孔子／大賀ツヤ子　ほか　楓の蔭歌壇　23～24
長島短歌　その一　瑞丘莞爾／山口義郎／小川水声／須田洋二／壱岐耕／伊那芳夫／真崎龍人／秋山志津夫／佐々木元／大竹島緒／宇田川克衛　25～27
長島短歌　その二　片岡雅子／香取勉／沖島紅南／河村渡／羽藤守雄／坂口繁子／津川由美／千本直子／左乃小文二／水川修　ほか　内田守人（選）　27～32
望ケ丘短歌（児童作品）　溜池安子／池田末子／吉田喜美子／二宮しげ子／北島兼子／近藤宜孜子／西たか子／村田延年　32
長島詩謡
詩
短詩三篇　青／春／光　青木　勝　33
朽ちた揺籃　長門　鳴海　33～34
守り歌　秋山志津夫　34～35
春日・海鳴り　岸上　哲夫　35
島影ト雲ト　不二　木穣　35～36
冬の薔薇　横田　正　36
温室　西羽　四郎　36
童謡
浜椀豆　破摩　浩一　37
宿題　西羽　四郎　37

春の古池　鶴長　清美　37
便り　盛　いわを　38
郷愁　高島　信一　38
そよ風　山本　三朗　39
注射　村田　延年　39
寸記　秋山志津夫　39
光ケ丘俳壇　浜中柑児／村上潮水／光田長濤／関根翠岳／内田守人／本多正八郎／角田歌津緒／戸田寛／桑野ゆき子 ほか　光ケ丘俳壇　40～41
愛生日誌　41
俳句　雑詠　蕗ノ芽会　小坂ひろみ／秋山松籟／藤樹浩水／難波いさむ／玉木愛子／齋藤ふさを／土井貴代一 ほか　蕗ノ芽会、田尻ひろし（選）　42～48
四月同人会報　三桑／瑞峯／やまと／松籟／一美／春水／のぼる／白蛾／備南／燕四郎／貴代一／春雄／東月／かほる ほか　甲谷青歩（記）　42～43
蕗之芽　四月例会　松籟／ふさを／ひでみ／凡骨／呑海／美好／米哉／浩水／笑山／桔梗子／三日月／鳴子 ほか　蕗ノ芽会、笑山（記）　44～47
浜中柑児先生歓迎句会　柑児／六々子／まさゐ／ひろし／秋芳／あさし／愛子／昭人／陽一／燕四郎／一光／竹星／かほる ほか　笑山（記）　48
雑詠鑑賞（一）　難波いさむ　49～50
児童文芸　進一／俊夫／ヨシ子／邦男／栄一／敏雄／武男／一成／重子／浩一／セツ子／郁雄　愛生学園　51～54
寄贈深謝二月中／長島愛生園慰安会寄附金報告　55～56
編集後記　角田　56

第10巻第6号　一九四〇（昭和一五）年六月一〇日発行

（*写真）光ヶ丘国旗掲揚塔　表紙
「聖ダミエン」の著者小室牧師を追想して　十時　惟雄　表紙裏
国立癩療養所長島愛生園一覧（昭和15年5月末現在）　(1)
財団法人長島愛生園慰安会一覧　(1)
全国官公私立癩療養所一覧表（昭和十五年四月末現在）　(4)
駅頭米山氏と語る数分間　光田　健輔　1

節物愛人　光田　健輔　2～4
愛林所感　舟木直四郎　5～7
愛生園気象旬報　愛生園観測所　7～9、50
魏と呉と蜀の三国鼎立　長　濤　生　8～9
創作　徴兵適齢　吉成　稔　10～13
光ケ丘俳壇　光田長濤／関根翠岳／内田守人／角田歌津緒／本多正八郎／戸田寛／田中久男／桑野雪子／工藤志津恵 ほか　光ケ丘俳壇　14～15
愛生日誌　15
俳句　雑詠　蕗ノ芽会　難波いさむ／和久井笑山／玉木愛子／秋山松籟／大田あさし／土井貴代一／小川典光 ほか　蕗ノ芽会、田尻ひろし（選）　16～22
春季俳句大会記　雪子／半歩／初穂／梢月／敏郎／修／春枝／春雄／海瀧／陽一／重美／はくが／移山／桃生／愛子／暁鉦 ほか　水上　修　16～20
同人句会　竹星／はくが／松籟／貴代一／照人／笑山／初穂／三桑／一静／雪舟／海龍／光葉／一美／鳴子／晴月 ほか　春　雄（記）　20～22
お便り　22
雑詠鑑賞（二）　難波いさむ　23～24
児童俳句　昭夫／一衝／栄／栄一　24
楓の蔭歌壇　芳田藤野／内田守人／大賀ハヤ子／佐藤ヒデ／奥山孔子／川上文子／松島紀子／工藤志津恵／丸埜文絵／竹田ケイ ほか　楓の蔭歌壇　25～26
望ケ丘少年短歌　平山三郎／吉田喜美子／溜池安子／二宮重子／北島兼子／近藤宣教子／戸田節子／西たか子　26
長島短歌　その一　松丘映二／佐々木元／大竹島緒／牧原徹／伊那芳夫／須田洋二／壹岐耕／小川水声／山口義郎　27～28
長島短歌　その二　沖島紅南／高見美雪／片岡雅子／河村渡／香取勉／津川由美／高丘進二郎／片山一光／羽藤守雄 ほか　内田守人（選）　28～33
春季特別懸賞短歌入選発表　左乃小文二／牧野徹／伊那芳夫／青山茂樹／富木野一男／山田一／長井義夫／沖島紅南 ほか　日比野友子（選）　34～36
詩謡特集　藤本浩一（選）
詩
濃霧の中に　志樹　逸馬　37
癩院の丘　秋山志津夫　38

春怨　岸上　哲夫　38
掌　志樹　逸馬　38〜39
傷む心　多賀　荒郎　39
童謡
朝　槇　玲路　39
春の風の子　鶴見　清美　39〜40
蝦夷の冬／空　槇　玲路　40
民謡
木枯さらさら　志樹　逸馬　40〜41
祈る気持　破摩　浩一　41
さうじやとて　志樹　逸馬　41
我等が村　高島　信一　41〜42
念願　破摩　浩一　42
小曲
雲／春の想ひ　志樹　逸馬　42〜43
選評　藤本　浩一　43〜44
寸記　秋山志津夫　44
愛生学園児童作品　吉田邦男／池田武男／金子俊夫／佐伯一成／近藤浩一／溜池弥生／二宮重子／松岡英樹／近藤ヨシ子／杉浦敏夫／金子進一
『愛生学園児童作品』選評　藤本浩一（選）　45〜49
藤本　浩一　49〜50、24
長島愛生園慰安会寄附金報告／寄贈深謝　　51〜52

第10巻第7号　一九四〇（昭和一五）年七月一〇日発行

（＊写真）長島神社をまつる手掛島遠望　表紙
国立癩療養所長島愛生園一覧（昭和15年5月末現在）　表紙裏
財団法人長島愛生園慰安会一覧　表紙裏
全国官公私立癩療養所一覧表（昭和十五年四月末現在）　(1)
本妙寺癩部落解消と其前後処分に就て　光田　健輔　2〜5
療養養鶏　四月の巻　柴　たもつ　6〜10
全生だより　鈴木　楽光　10
第二、第三の「海人」出でよ　森　敬三　11
楓の蔭歌壇　大賀はや子／有信君子／竹内由紀江／丸埜文絵／川上文子／工藤志津恵／宮崎利子／松島紀子／角田歌津緒　楓の蔭歌壇　12

長島短歌　其ノ一　瑞丘莞爾／松丘映二／伊部芳夫／秋山志津夫／壱岐耕／須田浄二／大竹島緒／水川水聲／佐々木元／山口義郎　ほか　13〜14
長島短歌　其ノ二　河村渡／片岡雅子／沖島紅南／羽藤守雄／千本直子／佐乃小文二／香取勉／片山一光／高見美雪　ほか　内田守人（選）　14〜19
望ケ丘短歌　池田末子／溜池安子／二宮重子／近藤宣孜子／北島兼子／西高子　19〜20
長島短歌　前月作品合評　松岡　映二　20〜21
長島詩謡　藤本浩一（選）
詩
癩院詩譜　青木　勝　22〜26
追はれゆく人々／特別掲載通信　林　かほる　26〜27
寸記　秋山志津夫　28
光ケ丘俳壇　光田長濤／小此木末知／関根翠岳／本多正八郎／角田歌津緒／服部太／戸田寛／宮崎利子／桑野雪子／川上文子　ほか　光ケ丘俳壇　29〜30
愛生日誌　30
雑詠　蕗ノ芽会　生越光波／齋藤ふさを／藤樹浩水／玉木愛子／難波いさむ／水森新月／堀川東月／石田秋芳　ほか　蕗ノ芽会、田尻ひろし（選）　31〜37
御楓御下賜記念の夕　白扇／天峡／秋月／愛子／香海／はくが／笑山／美好／浩水／はじめ／ふさを／善々子／文川／松籟　ほか　難波いさむ（記）　31〜33
六月同人句会　文川／蘇杖／ふさを／香海／雪舟／かほる／梅月／やまと／美好／白扇／移山／光葉／可津夫／春雄／ひろし　ほか　春　雄（記）　33〜35
六月例会　かほる／白蛾／三桑／和子／暁鉦／竹星／可津夫／典光／青歩／蘇杖／凡骨／天峡／松籟／古杖／やまと／ふさを　ほか　秋　芳（記）　35〜37
児童文芸　愛生学園　池田武夫／溜池安子／近藤宏一／杉浦敏夫／近藤良子　愛　生　学　園　38
長島愛生園慰安会寄附金報告　39
愛生園気象旬報　愛生園観測所　39〜40
寄贈深謝　41〜42
編集後記　角　田　生　42

第10巻第8号　一九四〇（昭和一五）年八月一日発行

（＊写真）園内フレームのメロン　表紙
国立癩療養所長島愛生園一覧（昭和15年7月末現在）　表紙裏
財団法人長島愛生園慰安会一覧　表紙裏
全国官公私立癩療養所一覧表（昭和十五年四月末現在）　(1)
独逸・伊太利の青少年団を顧みて鍬の奉仕を望む　光田　健輔　2～8
療養養鶏　五月の巻　柴　たもつ　9～12
愛生園気象旬報　愛生園観測所　12、45
農畜産随感　三原　治之　13
近感漫筆　ハスイケ生　14～15
光ケ丘俳壇　光田長濤／関根翠岳／本多正八郎／宮田唯夫／角田歌津緒／宮崎利子／桑野ゆき子／戸田寛／服部太／黒木浪江 ほか　光ケ丘俳壇　16～17
愛生日誌　17
雑詠　蕗ノ芽会　藤樹浩水／河崎文川／土井貴代一／小倉松星／大田あさし／水上修／齊藤ふさを／玉木愛子 ほか　蕗ノ芽会、田尻ひろし（選）　18～24
七月同人句会　海龍／秋芳／浩水／東月／笑山／新月／雪舟／典光／蘇杖／渋々／やまと／美好／暁鉦／春雄／紫水／白扇／秋月／貴代一　貴代一（記）　18～19
慰霊祭の記　新月／愛子／蘇杖／一美／ふさを／秋芳／春水／いさむ／青歩／修／海龍／美好／春雄／米哉／天峡／秋月 ほか　藤樹　浩水　20～22
蕗之芽例会記　やまと／善々子／文川／ふさを／備南／きよみ／いさむ／修／のぼる／三四郎／ひろみ／春水／繁子 ほか　蕗ノ芽会、和久井笑山　22～26
雑詠鑑賞（三）　難波いさむ　25～26
長島詩謡　詩
宿痾と懐疑と　青木　勝　27
虚無の花　朝倉　豊次　27～28
火取虫　長門　鳴海　28
二行詩集　志樹　逸馬　28～29
ふるさと（民謡）　志樹　逸馬　29
路傍の石　秋山志津夫　30
偶感　岸上　哲夫　30～31

寸記　秋山志津夫　31～32
楓の蔭歌壇　小川正子／岩田／宮田潔／丸埜文絵／芳田藤野／宮崎利子／工藤志津恵／竹田圭子／有信君子／黒木浪江 ほか　楓の蔭歌壇　33～34
望ケ丘少年短歌　二宮茂子／溜池安子／西高子／北島兼子／秋田順子／近藤宜孜子／戸田節子　34
三伏通信　杉　鮫太郎　35～36
夏季特別懸賞短歌入選発表　河崎文川／兵頭春水／片岡雅子／沖島紅南／佐々木元／天島梅太郎／逸名氏／立松久明 ほか　浦山貢（選）　36～37
選後評　浦山　貢　37
長島短歌　其ノ一　伊那芳夫／松丘映二／瑞丘莞爾／小川水声／真崎龍人／須田洋二／佐々木元／山口義郎　38～39
長島短歌　其ノ二　沖島紅南／片岡雅子／左乃小文二／香取勉／高見美雪／羽藤守雄／坂口繫子／森正／河崎文川／天島梅太郎 ほか　内田守人（選）　39～43
長島短歌　前月作品合評　長島短歌会　43～44
愛生園気象旬報　愛生園観測所　45
長島愛生園慰安会寄附金報告／寄贈深謝　46～47
編集後記　角　田　47

第10巻第9号　一九四〇（昭和一五）年九月一日発行

（＊写真）壺網　表紙
国立癩療養所長島愛生園一覧（昭和15年8月末現在）　表紙裏
財団法人長島愛生園慰安会一覧　表紙裏
「アフリカ」の癩
　エルンスト・ミユアー、植田篤三（訳）　1～6
順境か逆境か　長　濤生　7～10
療養養鶏　六月の巻　柴　たもつ　11～14
思ひ出すまま　山下喜美子　15～16
〔八月三十一日発行の『医事公論』誌上に……〕
長島詩謡　角　田　16
詩論
　詩心随抄　久鷹登代志　17～18
詩
　秋風／風景の朝　岸上　哲夫　18～19

探究の哀歌　秋山志津夫　19
二行詩集　夏の海／現実／意志／グラスを捧げて　志樹　逸馬　19～20
無言の列車　高島　信一　20
愛生園気象旬報　愛生園観測所　20、27、39
楓の蔭歌壇　宮崎利子／丸野文絵／工藤志津恵／竹田圭子／黒木浪江／竹内由紀江／野澤克子／有信君子　楓の蔭歌壇　21
望ケ丘少年短歌　二宮茂子／西たか子／村田延年／北島兼子／吉田喜美子　21
長島短歌　其ノ一　宇田川克衛／松丘映二／瑞丘莞爾／須田洋二／大竹島緒／伊那芳夫／佐々木元／小川水声／山口義郎／ほか　22～23
長島短歌　其ノ二　太田省二／沖島紅南／香取勉／片岡雅子／羽蔵守雄／河村渡／高木洋／里見清子／山田はじめ ほか　内田守人（選）　23～27
海を隔てゝ　平位登代子　28
光ケ丘俳壇　光田長濤／関根翠岳／内田守人／宮田清志／坂井井蛙／小西芽生／角田歌津緒／田中久男／戸田実／服部太 ほか　光ケ丘俳壇　29
雑詠　大田あさし／土井貴代一／石田秋芳／河崎文川／小坂ひろみ／山口初穂／邑永移山／知念眞砂男／秋山松籟／牧紫水 ほか　田尻ひろし（選）　30～36
八月同人会記　のぼる／八郎／秋芳／浩水／新月／白扇／春水／照人／あきら／秋月／梅月／一静／修／愛子／東月／やまと ほか　難波いさむ　30～32
八月例会（夏季運坐大会）　半歩／青歩／笑山／浩水／文川／茂生／美好／ひろみ／春雄／ふさを／凡骨／いさむ／秋月／一光／重美 ほか　32～36
児童文芸　実習花園日誌　溜池安子／澤田明江／吉田喜美子／古森敦子／丸崎弘子／武田登久子
愛生日誌　愛生学園　37～38
長島愛生園慰安会寄附金報告　39
編集後記　40
　角田生　40

第10巻第10号　一九四〇（昭和一五）年一〇月一日発行

（＊写真）
国立癩療養所長島愛生園一覧（昭和15年9月末現在）　表紙

表紙裏
財団法人長島愛生園慰安会一覧　表紙裏
忍ぶ可からざる痛恨事　光田　健輔　1～4
小鹿島更生園参観　光田　健輔　5～6
殿山山根正次先生を憶ふ　光田　健輔　6
映画「小島の春」と小学児童　併せて小学校教材中の
癩問題に就て　内田　守　7～9
療養養鶏　七月の巻　柴　たもつ　10～13
光ケ丘俳壇　光田長濤／立川昇／並木庵刀自／小山
きぬゑ／関根翠岳／内田守人／早田晧／宮田唯夫／
角田和夫／小西芳生 ほか　光ケ丘俳壇　14
雑詠　蕗ノ芽会　齋藤ふさを／生越光波／玉木愛子／大
田あさし／土井貴代一／甲谷青歩／水上修／小坂
ひろみ ほか　蕗ノ芽会、田尻ひろし（選）　15～20
同人句会並に故松藤烏城子兄追悼会　烏城子／可津夫
／秋芳／敏郎／美好／光葉／はくが／齊名／時雨／
愛子／松籟／のぼる ほか　貴代一（記）　15～16
感謝句会記　半歩／青歩／秋月／修／浩水／春雄／
やすし／暁鉦／一光／愛子／照人／典光／ふさを／
三雄／三桑／呑海／古杖 ほか　天野　暁鉦　17～19
日誌に代へて　難波いさむ　20
長島詩謡
行軍／路次　森たかみち　21～22
花／春の日に　久鷹登代志　22～23
秋　島邑　純夫　23
随想　秋風の中に別れた女　青木　勝　23～24
〔国家重大時機に際し……〕　角　田　24
謝受贈詩　24
寸記　秋山志津夫　24
楓の蔭歌壇　小川正子／吉村弘志／宮田清史／芳田
藤野／宮崎利子／丸埜文絵／工藤志津恵／黒木浪江
／竹内由記子／宮内洋子 ほか　楓の蔭歌壇　25～26
望ケ丘少年短歌　村田延年／西たか子／戸田節子／
二宮茂子／近藤宏一／吉中洋一／溜池安子／吉田
君子／北島兼子　26～27
長島短歌　その一　山口義郎／長野節雄／松丘映二／
壱岐耕／須田洋二／伊那芳夫／小川水声／林由貴子
／宇田川克衛　27～28
長島短歌　その二　高見深雪／左乃小文二／狭間康夫
／片岡雅子／香取勉／河村渡／沖島紅南／森正／

坂口繫子／千本直子 ほか　内田守人（選）　28～32
児童文芸　澤田明江／芝田定夫／米田幸子／近藤宏一　愛生学園　33
愛生園気象旬報　愛生園観測所　34～35
愛生日誌　35
長島愛生園慰安会寄附金報告　36
編集後記　角田　36

第10巻第11号　一九四〇（昭和一五）年一一月一日発行

（＊写真）〔菊と国旗〕　表紙
国立癩療養所長島愛生園一覧（昭和15年10月末現在）　(1)
財団法人長島愛生園慰安会一覧　(1)
所感　本庄繁　2～4
東大門哀話　光田健輔　5～6
療養養鶏　八月の巻　柴たもつ　6～10
長島詩謡　山田晴美兄追悼号
　遺稿　路（小曲）　山田晴美　11
秋　青木勝　12
「海朝譜」　岸上哲夫　12
悔悛　秋山志津夫　13
宿命の詩人　青木勝　13～14
寸記　秋山志津夫　14
悼森芙蓉子　角田　14
楓の蔭歌壇　小川正子　15
長島短歌　その一　小川正子／山口義郎／松丘映二／須田洋二／小川水声／大竹島緒／宇田川克衛　楓の蔭歌壇　15～16
長島短歌　その二　沖島紅南／香取勉／河村渡／片岡雅子／左乃小文二／依田照彦／高見深雪／羽藤守雄／坂口繫子／田島康子 ほか　内田守人（選）　16～21
望ケ丘少年短歌　近藤宏一／二宮茂子／吉田君子／戸田節子／北島兼子／上山まつ乃／秋田順子　21
光ケ丘俳壇　光田長濤／川染陽哉／立川昇／関根翠岳／鎌倉君枝／坂井井蛙／角田和夫／宮崎利子／田中緋紗夫／戸田寛／服部太 ほか　光ケ丘俳壇　22
雑詠　蕗ノ芽会　秋山松籟／小坂さつき／和久井笑山／土井貴代一／齊藤ふさを／難波いさむ／大田あさし ほか　蕗の芽会、田尻ひろし（選）　23～29

詩
山に遊ぶ　峯　政夫　24〜25
秋の序曲　秋山志津夫　25
午後の街　北野　貴鷹　25
入江情緒　峯　政夫　25〜26
生命　短詩三篇　志樹　逸馬　26
点描　北野　貴鷹　26
民謡
あの灯り　破摩　浩一　27
寸記　秋山志津夫　27
児童文芸　溜池安子／佐伯一成／近藤良子／金子俊夫　愛生学園　28〜29
望ケ丘少年短歌　村上志津夫／近藤宏一／二宮茂子／吉中洋一／吉田喜美子／戸田節子　29
長島愛生園慰安会寄附金報告／寄贈図書／寄贈物品　29〜30、32
愛生園気象旬報　愛生園観測所　31
愛生日誌　32
編集後記　角田　32

第11巻第1号　一九四一（昭和一六）年一月一日発行

（＊写真）漁村曙　表紙
国立癩療養所長島愛生園一覧（昭和15年12月末現在）　表紙裏
財団法人長島愛生園慰安会一覧　表紙裏
新体制下に於ける無癩県運動　光田　健輔　1〜2
学生生徒の聖業翼賛（十坪住宅の運動・結果）　光田　健輔　2〜4
静かなる報国　暁鳥　敏　5〜6
感謝欄　中井　一夫　6
療養養鶏　十月の巻　柴　たもつ　7〜10
長島詩謡冬季特別号　藤本浩一（選）
詩
秋愁　豚舎風呂場にて　岸上　哲夫　11
漁村点描／緒土の断層　岸上　哲夫　11〜12
はまべ　高崎　荒郎　12
虫　新山新二郎　12
童謡
赤冠楼　台南市外にある寺院　西羽　四郎　13〜14

選評　藤本　浩一　14
〔国策とか滅私奉公とかに……〕　角　田　14
長島短歌　その一　小川一男／瑞丘莞爾／須田洋二／伊那芳夫／沖島紅南／片岡雅子／羽藤守雄／香取勉／左乃小文二／佐々木元／長野節雄／宇田川克衛　15～16
長島短歌　その二　依田照彦／太田省二／天島梅太郎／高見深雪／田島康子／坂口繫子／高木洋／河崎文川／森正／岸抒人 ほか　内田守人（選）　16～20
一月集　藤樹浩水／秋山松籟／小坂ひろみ／玉木愛子／袴田春雄／甲谷青歩／和久井笑山／難波いさむ　21
雑詠　賜光／愛子／ふさを／あさし／いさむ／松星／笑山／久甫／善々子 ほか　ひろし（選）　22～25
故 土井貴代一兄 明神晴月兄　追悼兼年末同人句会　い　さ　む　26
感謝句会（歳末例会）　い　さ　む　26
後記　難波いさむ　26
光ケ丘俳壇　光田長濤／関根翠岳／立川のぼる／宮田清志／本多正八郎／角田かずを／宮崎利子／服部太／黒木波江／松島紀子／竹内由記／渡邊ぬい／工藤賤恵／ひろし　光ケ丘俳壇　27
児童文芸　澤田明江／池田武夫／秋田準子／石田清　愛生学園　28～29
望ケ丘少年短歌　村上志津夫／近藤宏一／吉中洋一／北島兼子／二宮茂子／戸田節子／西たか子／上山まつの／近藤宜孜子／米田幸子 ほか　29～30
長島愛生園慰安会報告　30
愛生日誌（十一月中）　30
愛生園気象旬報　愛生園観測所　31
寄贈深謝　32
編集後記　角　田　32

第11巻第2号　一九四一（昭和一六）年二月一日発行

（＊写真）愛生焼　表紙
国立癩療養所長島愛生園一覧（昭和16年1月末現在）　表紙裏
財団法人長島愛生園慰安会一覧　表紙裏
愛生日誌（昭和十五・十二月中）　表紙裏
巻頭言　紀元二千六百一年の紀元節を祝す　1

回春病院の解散　光田　健輔　1
雨量と深堀　光田　健輔　2～3
光ケ丘俳壇　光田長濤／関根翠岳／内田守人／宮田清志／本多正八郎／赤土清一／酒井井蛙／小西芳生／角田和夫／戸田寛 ほか　光ケ丘俳壇　4～5
療養養鶏　十一月の巻　柴　たもつ　6～9
長島詩謡　藤本浩一（選）（昭和十五年）冬季大募集
入選作品
民謡
あの灯り　破摩浩一　10
おらが島　暁　住夫　10～11
もぐらもち（自嘲の唄）　破摩　浩一　11
初秋の暮　破摩　浩一　11
小曲
花瓶　志樹　逸馬　12
童謡
鮎の子　北野　貴麿　12
詩
春の詩・秋の詩　古屋　明　12
冬短唱集　岸上　哲夫　13
季節風　雑感一束　岸上　哲夫　13
楓の蔭歌壇　内田守人／河野弘之／丸埜文絵／宮崎利子／工藤志津恵／竹田圭子／宮内洋子／松島紀子／黒木浪江／竹内由紀江／植田英子／有信君子／重成キヌ子　楓の蔭歌壇　14
望ケ丘少年短歌　吉田君子／村上志津夫／近藤宏一／二宮茂子／秋田準子　15
長島短歌　その一　山口義郎／小川一男／沖島紅南／瑞丘莞爾／伊那芳夫／佐々木元／香取勉／左乃小文二／羽藤守雄／須田洋二／壹岐耕／宇田川克衛　15～16
長島短歌　其の二　依田照彦／太田省二／森麻雄／森正／天島梅太郎／北川修／田島康子／西幡富子／松島朝子／高木洋 ほか　内田守人（選）　16～19
雑詠　蕗ノ芽会　高野三平／谷口あきら／玉木愛子／大田あさし／松山松籟／中江海龍／水森新月／藤井一静／水上修 ほか　蕗の芽会、ひろし（選）　20～22
土井貴代一兄遺稿　土井貴代一　23
悼　諸　家　24
故土井貴代一兄追悼句　大塚かほる／齊藤ふさを／

甲谷青歩／水森新月／片山一光／中根米哉／高山
瑞峯／中江海龍　ほか　蕗の芽会　24〜25
貴代一兄を偲ぶ　赤木　半歩　25
先輩貴代一兄を偲ぶ　笑　山　26
轍を伝ひて　難波いさむ　27
後記　難波いさむ　27
児童文芸　愛生学園　秋田絢子／池田武夫／芝田貞雄／
溜池弥生／金子俊夫／岩沢伸子
愛生学園、藤本浩一（選）　28〜30
長島愛生園慰安会報告／寄贈深謝　30、32
愛生園気象旬報　愛生園観測所　31
編集後記　角　田　32

第11巻第3号〈映画〝小島の春〟感想特集〉

一九四一（昭和一六）年三月一日発行

（＊写真）〔映画「小島の春」〕　表紙
国立癩療養所長島愛生園一覧（昭和16年2月末現在）
表紙裏
財団法人長島愛生園慰安会一覧　表紙裏
愛生日誌（昭和十六・一月中）　表紙裏
梅花三百六十里　光田　健輔　1〜3
小島の春の感想　光田　健輔　3
首位獲得の快報に接して　内田　守人　4〜5
映画『小島の春』所感　田尻　敢　6
映画批評　小島の春感想特集　齋藤ふさを／賴二三雄
／沖島紅南／佐々木元／柴たもつ／依田照彦／林
由貴子／和久井寛人／須田洋二ほか　7〜17
長島詩謡
詩
皇紀二千六百一年建国祭讃頌　岸上　哲夫　18〜19
ふるさと／流れ／こゝろ／散髪
志樹　逸馬　19
智性なき愛情　秋山志津夫　19〜20
童謡
長島の春　北野　貴麿　20
民謡
うまおひよ　破摩　浩一　20〜21
詩
空白　島邑　純夫　21

土に働く　高島　荒郎　21
霧のモーローグ　岸上　哲夫　21
長島短歌　その一　山口義郎／小川一男／須田洋二／佐々木元／沖島紅南／左乃小文二／片岡雅子／羽藤守雄／香取勉／伊那芳夫／長野節雄／宇田川克衛　22～23
長島短歌　その二　依田照彦／太田省二／高木洋／天島梅太郎／北川修／杉野友世／田島康子／狭間康夫／三木美好　ほか　内田守人（選）　23～27
望ケ丘少年短歌　村上志津太／二宮茂子／北島兼子　27
雑詠　蕗ノ芽会　羽藤一美／大田あさし／和久井笑山／水上修／秋山松籟／中野青芽／久保久甫／齋藤ふさを　ほか　蕗の芽会、ひろし（選）　28～31
公孫樹発刊について　藤樹　浩水　32～33
『公孫樹』発刊祝賀句会　和久井笑山　32～33
児童文芸　秋田絢子／佐伯一成　愛生学園　34
望ケ丘少年短歌　戸田節子／川上礼子／近藤宜孜子／西多可子　34
愛生園気象旬報　愛生園観測所　35
寄附・寄贈深謝　36
編集後記　角田　37

第11巻第4号　一九四一（昭和一六）年四月一日発行

（＊写真）農耕勤労風景　表紙
国立癩療養所長島愛生園一覧（昭和16年3月末現在）　表紙裏
財団法人長島愛生園慰安会一覧　表紙裏
愛生日誌（昭和十六・二月中）　表紙裏
御仁慈の蔭に　前厚生次官児玉政介閣下御講演要旨（三月十八日於愛生園）　児玉政介（述）　1
新体制下に於ける回春、バルナバ両院及び愛生園自助会の解散　光田　健輔　2～3
療養養鶏　十二月の巻　柴　たもつ　4～7
詩謡檀
風景の歌　岸上　哲夫　8
追憶と木枯／散歩　志樹　逸馬　8
民謡
もんぺい隊（賛歌）　破摩　浩一　9
摩耶のお山へ行つたよ　北野　貴麿　9

癩児に寄す／『煙突』　小乃寺　潔　9〜10
島踊り　高島　信一　10〜11
三月詩謡例会即興詩作入選作品
春雨　小乃寺　潔　11
母賛頌（母の日に）　岸上　哲夫　11
楓の蔭歌壇　宮崎利生／竹田圭子／黒木浪江／宮内洋子／植田秀子／有信君子／工藤志津恵／角田歌津緒　楓の蔭歌壇　12
児童短歌　村上志津夫／平山三郎／吉田喜美子／二宮茂子／北島兼子／戸田節子／西たか子／川上れい子　12
長島短歌　その一　伊那芳夫／山口義郎／瑞丘莞爾／左乃小文二／林由貴子／壹岐耕／沖島紅南／羽藤守雄／小川一男／片岡雅子／香取勉 ほか　13〜14
長島短歌　其の二　依田照彦／高木洋／高丘新二郎／沢村義雄／吾妻武夫／島尻信男／山本為一／高見美雪／森正／北川修 ほか　内田守人（選）　15〜18
光ケ丘俳壇　二月例会　関根翠岳／内田守人／乗山誠一／本田正朗／小西芳生／角田歌津緒／戸田寛／田中久雄／服部太 ほか　光ケ丘俳壇　19〜20
大田あさし氏追悼特集号
追悼句　長坂可津夫／笠井備南／難波いさむ／牛島蘇杖／久保久甫／春日井白扇／中江海竜／竹中水里／藤井一静 ほか　蕗の芽会　20〜22
悼　高浜虚子／佐藤紅緑／神宮六々子／立川昇／青木要太郎／三好紅葩／小倉松星／平位登代子／心光敏一／植田弦月 ほか　21〜22
故大田あさし兄追悼座談会　田尻ひろし／藤樹浩水／赤木半歩／長坂可津夫／和久井笑山／小田松城／袴田春雄／片山爽水／天野暁鉦／難波いさむ　22〜25
雑詠　あさし／久甫／ふさを／浩水／松籟／美好／善々子／こずゑ／敏光／啄木／蘇杖／紫水／文川／一美／笑山／青歩 ほか　ひろし（選）　26〜27
児童文芸　近藤宏一／多田やくゑ／田中栄／古森敦子　愛生学園　28〜30
長島愛生園慰安会寄附金報告／二月中寄贈図書物品　30、32
愛生園気象旬報　愛生園観測所　31
編集後記　角田　(33)

第11巻第5号　一九四一（昭和一六）年五月五日発行

（＊写真）養鶏場　表紙
国立癩療養所長島愛生園一覧（昭和16年4月末現在）　表紙裏
財団法人長島愛生園慰安会一覧　表紙裏
愛生日誌（昭和十六・三月中）　表紙裏
（＊写真）恩賜財団軍人援護会総裁　朝香宮鳩彦王殿下　(1)
軍人援護会総裁　朝香宮殿下を奉迎して　光田健輔（述）　1〜2
癩及結核療養所看護人の置位を嵩めよ　光田　健輔　2〜3
朝香宮鳩彦殿下を迎へ奉りて
（＊漢詩）　光田　健輔　4
奉迎句　田尻敢／関根栄／宮川量／本多正八郎／宮崎利子／桑野ゆき／角田和夫／田中久雄／工藤しづゑ／雛倉きみえ／黒木ななえ／竹内ユキエ／植田ヒデ子／大賀はや子／藤沢美佐子／渡邊ヌイ　4〜5
奉迎歌　光田健輔／田尻敢／内田守／宮川量／角田和夫／宮崎利子／桑野ゆき／工藤賤恵／有信君子　5〜6
奉迎文　長島愛生園入園傷痍軍人代表　6
奉迎詩　長島詩謡会　7
奉迎歌　山口義郎／瑞丘莞爾／佐々木元／依田照彦／古谷弘／沖島紅南／片岡雅子／天島梅太郎／香取勉／森正／羽藤守雄／和久井寛人 ほか　8〜9
奉迎句　玉木愛子／春日井白扇／水上修／和久井笑山／小川典光／川崎文川／新坂照人／森川草水／貴田徳太郎／杉江重美／藤樹浩水 ほか　9
児童奉迎文芸　岩沢伸子／西崎千代子／中西康江／北島かね子／町田馨　10
北條君以後　随筆中心に　日戸　修一　11〜12
桜、塩、光　東洋　癩生　12〜14
（＊俳句）鹿児島所見／木市　宮川　東洋　15
療養養鶏 一月の巻　柴　たもつ　15〜18
楓の蔭歌壇　宮崎利子／竹田圭子／大賀はや子／植田英子／有信君子／工藤賤江　楓の蔭歌壇　18〜19
長島短歌　その一　伊那芳夫／長野節雄／小川一男／

瑞丘莞爾／須田洋二／沖島紅南／秋山志津夫／河村渡／左乃小文／香取勉／羽藤守雄 ほか　19〜21
長島短歌 その二　依田照彦／岡県義雄／北川修／山本為市／高木洋／上村芳郎／天島梅太郎／森正／島尻信男／青山茂樹 ほか　内田守人（選）　21〜24
児童短歌　二宮重子／戸田節子／北島兼子／吉田君子／川上礼子／近藤宣牧子　24
光ケ丘俳壇　三月四月例会　光田長濤／関根翠岳／内田守人／本多正朗／宮田清志／酒井井蛙／角田歌津緒／乗山誠一 ほか　光ケ丘俳壇　25
五月集　福田秋月／河崎文川／小川善々子／大塚かほる／小田松城／片山爽水／山本梢月／桂誠双葉　26
雑詠　久保久甫／齋藤ふさを／藤樹浩水／玉木愛子／西沢こずゑ／中江海竜／秋山松籟／水谷三桑／古賀薫水／本間のぼる ほか　ひろし（選）　27〜29
感謝句会　春　雄　30
後記　い さ む　30
長島詩謡　緑光集
濃霧　岸上　哲夫　31
春の組曲（田園風景）　志樹　逸馬　31〜32
壊れた鉄瓶　小野寺　潔　32
茫洋　島邑　純夫　32〜33
壮行　破摩　浩一　33
小豆島　高島　信一　33
ふるツほう　北野　貴磨　34
正午　楠　新太郎　34
児童文芸　溜池安子／吉田喜美子／近藤広一　愛生学園　35〜36
父母兄妹から離れ淋しく療養の人々へ　記　者　36
慰安会寄附金／寄贈深謝　36、38
愛生園気象旬報　愛生園観測所　37
編集後記　角　田　(39)

第11巻第6号　一九四一（昭和一六）年六月七日発行

（＊写真）親鶏となりしめぐみの雛　表紙
国立癩療養所長島愛生園一覧（昭和16年5月末現在）　表紙裏

喜美子／戸田節子　愛生学園　30〜32
長島愛生園慰安会寄附金報告／寄贈深謝　32、34
愛生園気象旬報　愛生園観測所　33
編集後記　角田　(35)

第11巻第7号　一九四一（昭和一六）年七月二〇日発行

（＊写真）園長以下職員の田植奉仕　表紙
国立癩療養所長島愛生園一覧（昭和16年6月末現在）　表紙裏
財団法人長島愛生園慰安会一覧　表紙裏
全国官立癩療養所一覧（昭和十六年七月末現在）　表紙裏
巻頭言　厚生大臣　(1)
皇太后陛下の御写真を奉戴して　光田健輔　(2)
支那の救癩を夢る　早田皓　1〜3
雫　宮内いはほ　3
「公孫樹」を読む　石原巌　4〜6
療養養鶏　三月の巻　柴たもつ　7〜10
長島詩謡（春季特集歌謡作品）
民謡
夢に泣く　破摩浩一　11
秋晴れ　暁住夫　11
お正月　破摩浩一　11〜12
月　秋田勇　12
童謡
待つてると　鶴見勝彦　12〜13
夕陽が映える頃　北野貴麿　13
そよ風　山本三朗　13
選評　藤本浩一　13〜14
鳥語　杉鮫太郎　15
楓の蔭歌壇　小川正子／竹田圭子／工藤賤恵／有信君子／角田歌津緒　楓の蔭歌壇　15〜16
長島短歌　その一　山口義郎／古谷弘／依田照彦／壹岐耕／須田洋二／沖島紅南／高丘新二郎／秋山志津夫／片岡雅子／森麻雄／羽藤守雄　ほか　16〜19
長島短歌　その二　狭間康夫／高見美雪／北川修／坂口繫子／山本為一／吾妻武夫／森正／天島梅太郎／高木洋／徳永孝次　ほか　内田守人（選）　19〜23
望ケ丘少年短歌　古林敦子／北島兼子／戸田節子／二宮茂子／川上礼子　23

光ケ丘俳壇　五月例会　立川昇／関根翠岳／本多正八郎／角田歌津緒／宮崎利子／桑野ゆき／宮内洋子／工藤賤恵 ほか　光ケ丘俳壇　24
雑詠　蕗之芽会　難波いさむ／齋藤ふさを／玉木愛子／秋山松籟／和久井笑山／西沢こずえ／羽藤一美／中場はくが ほか　蕗之芽会、ひろし（選）　25〜27
木野素人兄遺稿　木野　素人　28
追悼句抄　和久井笑山／玉木愛子／笠井備南／奥田梅月／河崎文川／原田若水／羽田光葉／川上時雨／中江海龍／春日井白扇／甲谷青歩 ほか　28〜29
小山善々子兄遺稿　小山善々子　29
物故諸先輩慰霊句会　青歩／かほる／東月／一静／静泉／のぼる／紫水／愛子／典光／文川／三桑／光波／梅月／海龍／清 ほか　半　歩（選）　30
後記　難波いさむ　30
児童文芸　井筒龍夫／川上礼子　愛　生　学　園　31〜32
長島愛生園慰安会寄附金／寄贈深謝　32、34
愛生園気象旬報　愛生園観測所　33
愛生日誌　(35)
編集後記　角　田　(35)

第11巻第8号　一九四一（昭和一六）年八月一日発行

（＊写真）長島より瀬戸の眺望　表紙
国立癩療養所長島愛生園一覧（昭和16年7月末現在）　表紙裏
財団法人長島愛生園慰安会一覧　表紙裏
全国官立癩療養所一覧　表紙裏
河内の磯長に聖徳太子の廟墓を拝して　光田　健輔　1〜4
入園者の母より　○○の母　4
皇太后陛下御尊影奉戴記念文芸
奉戴句　光田長涛／田尻ひろし／工藤志津恵／角田歌津緒／田中知足／宮崎利子　5
奉戴歌　田尻ひろし／角田歌津緒／宮崎利子／工藤志津恵　5〜6
奉戴詩　岸上　哲夫　6
奉戴歌　牧原徹／佐々木元／秋山志津夫／沖島紅南／片岡雅子／古谷弘／太田省二／和久井寛人／依田照彦／天島梅太郎／羽藤守雄 ほか　6〜8
奉戴歌　望ケ丘児童　吉田喜美子／沢田明江／古森

敦子／戸田節子／北島兼子／川上礼子　8
奉戴句　斎藤ふさを／藤樹浩水／玉木愛子／難波いさむ／長坂可津夫／片山一光／岡田道春／河崎文川／本間のぼる／天野暁鉦 ほか　8〜9
療養養鶏　総決算の巻　柴　たもつ　10〜15
楓の蔭歌壇　有信君子／中野汐絵／重成きぬ／竹田圭　楓の蔭歌壇　15
長島短歌　その一　牧原徹／長野節雄／片岡雅子／秋山志津夫／河村渡／小川一男／左乃小文二／羽藤守雄／佐々木元／須田洋二／香取勉 ほか　16〜18
長島短歌　その二　北川修／岡県義雄／松島朝子／大槻章／上村芳朗／坂口繫子／岸抒情／森岡隆司／中郡白継／水島幸郎 ほか　田尻敢（選）　18〜20
恩師内田守人先生を送る　山口　義郎　21
恩師内田先生に捧ぐ　小川一男／磯村岩夫／長野節雄／古谷弘／葉山学／佐々木元／沖島紅南／真崎龍人／香取勉／牧原徹 ほか　長島短歌会　22〜23
愛生園気象旬報　愛生園観測所　24
長島詩謡
蜘蛛と人間と蟹と　大浜　詩郎　25
わき芽　小乃寺　潔　25
丘の風景　志樹　逸馬　25〜26
たまゆらのたわむれを　大浜　詩郎　26
病床譜　小乃寺　潔　26
瞳　志樹　逸馬　26
ホレ見ろ花が／雨の日　大浜　詩郎　27
壮行詩　内田先生　秋山志津夫　27〜28
光ケ丘俳壇　七月例会　光田長濤／関根翠岳／宮崎利子／田中知足／角田歌津緒／宮内洋子／渡邊ぬい／植田英子／工藤賤恵／田尻ひろし／坂井井蛙　光ケ丘俳壇　29
雑詠　水上修／齋藤ふさを／藤樹浩水／和久井笑山／高野三平／玉木愛子／松岡別志／福田秋月／袴田春雄／秋山松籟 ほか　ひろし（選）　30〜33
浜木綿　難波いさむ　34
暑中御伺ひ申します　い　さ　む　34
望ケ丘少女短歌　宮谷美和子／近藤よしこ／戸田節子／北島兼子／川上礼子／二宮茂子　35
愛生日誌　35
長島愛生園慰安会寄附金／寄贈深謝　35〜36

編集後記　角　田　(37)

第11巻第9号　一九四一（昭和一六）年九月一日発行

（＊写真）あみ漕ぎ　表紙
国立癩療養所長島愛生園一覧（昭和16年8月末現在）　表紙裏
財団法人長島愛生園慰安会一覧　表紙裏
愛生日誌（七月中）　表紙裏
公益優先を本とせよ　光田　健輔　1
無癩県岡山の実現　田尻　敢　2～4
無癩国建設を期して　早田　皓　4～7
広島の病友を迎へに　工藤志津恵　8～13
心の持方　柏木庫治（述）　13～15
広島の病友を迎へに　竹内由紀江　16～17
光ケ丘俳壇　関根翠岳／本多正八郎／角田歌津緒／田中知足／宮崎利子／重成きぬ／宮内洋子／堀内民子／工藤志津恵／渡邊ぬい／田尻ひろし　光ケ丘俳壇　18
雑詠　甲谷青歩／本間のぼる／秋山松籟／水上修／小倉松星／齋藤ふさを／難波いさむ／邑永移山／和久井笑山／羽藤一美／福田秋月 ほか　ひろし（選）　19～22
大田あさし氏追悼新盆句会記　水上　修　23
故兵頭春水遺稿　兵頭　春水　24
八月同人会兼兵頭春水兄追悼会　修／文川／可津夫／一静／一光／みのる／ひろみ／海竜／帆船／暁鉦／別志／梢月／秋月／移山／半歩／梅月／典光／秋芳／のぼる　春　雄（記）　24
楓の蔭歌壇　宮崎利生／竹田圭子／宮内洋子／有信君子／芳田藤野／工藤賤恵　楓の蔭歌壇　25
長島短歌　その一　羽藤守雄／古谷弘／山口義郎／牧原徹／小川一男／依田照彦／高丘新二郎／沖島紅南／須田洋二／太田省二／片岡雅子 ほか　25～27
長島短歌　その二　松島朝子／大槻章／坂口繫子／中郡白泚／由利純子／徳永孝治／青山茂樹／峡康夫／北川修／山本為一 ほか　田尻敢（選）　28～30
長島詩謡　詩謡会（選）
〝桑島〟／〝茶摘み〟　村上志津夫　31
雨蛙　最上　映二　31～32

浜へ行く道　山本　三朗　32
〝日暮〟　鶴見　勝彦　32～33
〝蛍〟　近藤　宏一　33
〝草つ原〟／〝ナマズ〟　鶴見　勝彦　33
癩院断章　取るに足らぬ古い唄籠をまさぐりて
（民謡）初便り／大風子／蚊の奴め　破摩　浩一　34
児童文芸　須永恒雄／川上礼子／多田やくゑ　愛生学園　35～36
望ケ丘少女短歌　宮谷美和子／近藤宜孜子／川上礼子／戸田節子／倉田和子／吉森敦子／吉田喜美子　36
愛生園気象旬報　愛生園観測所　37
長島愛生園慰安会寄附金／寄贈深謝　38
全国官立癩療養所一覧　(39)
編集後記　角田　(39)

第11巻第10号　一九四一（昭和一六）年一〇月一日発行

（＊写真）愛生果樹園　表紙
国立癩療養所長島愛生園一覧（昭和16年9月末現在）　表紙裏
財団法人長島愛生園慰安会一覧　表紙裏
愛生日誌（八月中）　表紙裏
涼村・芳田の二嬢を満州同康院に送る　光田　健輔　1
豊後への旅　光田　健輔　2～6
救癩所感　清水ミチ子、藤林敬子　7～9
一時帰省願に係る処置　角　田　9～11
時局と信仰　武内了温（述）　12～13
人口問題に就いて　横田年（述）　13～14
愛生青年団体力章予備検定調査票　青年団体育部　14～15
体力章検定経過並に所感　吉成　稔　15
「望ケ丘の子供たち」と私の思出　長浜しん子　16～17
日蝕　倉田　和子　17～18
愛生園の人となつて　木田　節子　17～18
長島詩謡　詩謡会（選）
秋燈愁ひあり　岸上　哲夫　19
『丘にて』　小乃寺　潔　19
近影　秋山志津夫　19～20

希望の船出　毛利　千枝　20
散歩　神戸　孝史　20
「尺平方に非らず、寸土たり。」　大浜　詩郎　21
「争論」　小乃　寺潔　21
鯉のぼり　毛利　千枝　21〜22
若さ　大浜　詩郎　22
随想　膏盲近き日　水流園公元　22
楓の蔭歌壇　宮崎利子／中野汐絵／有信君子／竹田
圭子　楓の蔭歌壇　23
長島短歌　その一　牧原徹／千葉修／林由貴子／依田
照彦／古谷弘／片岡雅子／小川一男／香取勉／羽藤
守雄／左乃小文二／沖島紅南　ほか　23〜25
長島短歌　その二　西幡富子／森岡隆司／松島朝子／
香山文雄／峡康夫／大槻章／杉野友世／上村芳郎／
森丘隆／沢村義夫　ほか　田尻敢（選）　25〜28
望ケ丘少年短歌　倉田和子／北島兼子／戸田節子／
古森敦子／吉田君子　28
光ケ丘俳壇　九月例会　光田長濤／関根翠岳／桑野
ゆき／角田歌津緒／宮崎利子／工藤賤恵／田尻
ひろし　光ケ丘俳壇　28〜29
雑詠　玉木愛子／水上修／齋藤ふさを／秋山松籟／
小倉松星／藤樹浩水／中江海竜／中場はくが／茂泉
星二／天野暁鉦　ほか　ひろし（選）　29〜32
島の秋　西村　瞳女　33
うめくさ　編　者　33
句会日記　笑山・いさむ　34
後記　34
愛生園気象旬報　愛生園観測所　35
長島愛生園慰安会寄附金／寄贈深謝　36
官私立癩療養所収容患者数調　昭和十六年九月十五日
現在収容患者数　(37)
編集後記　角　田　(37)

第11巻第11号　一九四一（昭和一六）年一一月一日発行

（＊写真）勤労奉仕　表紙
国立癩療養所長島愛生園一覧（昭和16年10月末現在）　表紙裏
財団法人長島愛生園慰安会一覧　表紙裏
愛生日誌　九月中　表紙裏

官私立癩療養所収容患者数調　昭和十六年九月十五日
現在収容患者数 (43)
編集後記　角　田 (43)

第11巻第12号　一九四一（昭和一六）年一二月二〇日発行

（＊写真）戦勝祈願　表紙
国立癩療養所長島愛生園一覧（昭和16年11月末現在）　表紙裏
財団法人長島愛生園慰安会一覧　表紙裏
愛生日誌　表紙裏
御恵の日御歌を斉唱し奉りて　光田健輔（述）　1
高知県を急速に浄化せよ　早田　晧　2〜3
愛生園の新望遠鏡　山本一清（述）　4〜6
復活に就いて　黒崎幸吉（述）　7〜10
長島愛生園の古墳　木村　幹夫　10〜14
山椒記（其の一）　杉　鮫太郎　15
帰去来の歌　東洋　癩生　15
長島短歌　その一　古谷弘／山口義郎／秋山志津夫／牧原徹／葉山学／千葉修／香取勉／依田照彦／瑞丘莞爾／森麻雄／沖島紅南／左乃小文二ほか　16〜17
楓の蔭歌壇　十一月詠草　田尻敢／宮城文雄／宮崎利生／竹田圭／黒木浪江／有信君子／中野汐絵　楓の蔭歌壇　18
長島短歌　その二　荒谷芳朗／宇佐美伸／上村芳郎／片山一光／寺町三重子／西幡富子／横井駿一／晴延寺由靖／伊藤末子ほか　田尻敢（選）　19〜22
望ケ丘少年短歌　吉成弘／吉田君子／二宮茂子／古森敦子／沢田明江／宮谷美和子／平山三郎／米田幸子／藤島益美／近藤宏一／戸田節子　22
光ケ丘俳壇　十一月例会　翠岳／ふみを／正八郎／東洋／井蛙／とし／かずを／ゆきこ／なみえ／志津恵／ひろし　光ケ丘俳壇　23
雑詠　袴田春雄／齋藤ふさを／西村瞳女／藤樹浩水／秋山松籟／水上修／片山一光／牧野一羊／小倉松星／甲谷青歩／久保久甫ほか　ひろし（選）　24〜26、37
浜木綿後日譚　難波いさむ　27
後記　い　さ　む　27
愛生雑詠成績表 十六年　28
長島詩謡　詩謡会（選）

紅葉偶唱　秋山志津夫　29〜30
或るひとつの悔い　岸上　哲夫　30
逝秋（小曲）　沖原　徹二　31
哲学　国本　哲二　31
星の下　沖原　徹二　32
願ひ　毛利　千枝　32
児童文芸　近藤良子／倉田和子／川上礼子／宮谷美和子／多田やくゐ　愛生学園　33〜35
寄贈深謝　35
愛生気象旬報　愛生園観測所　36
長島愛生園慰安会寄附金　(37)
官私立癩療養所収容患者数調　昭和十六年十月末日
現在収容患者数　裏表紙

第12巻第1号　一九四二（昭和一七）年一月一〇日発行

（＊写真）光ヶ丘の曙　表紙
詔書　昭和天皇　表紙裏
大東亜聖戦下に於ける占領地癩問題処理　光田　健輔　1〜3
大東亜の曙　その一　東洋　癩生　3〜4
臨戦態勢下に於ける療養生活　岩橋　武夫　4〜10
おやぢ　吉成　稔　10〜16
山椒記（その二）　杉　鮫太郎　16〜17
大東亜聖戦賛歌集　田尻敢／宮崎文雄／角田歌津緒／宮崎利生／黒木ナミエ／有信君子／大竹島緒／長野節雄／須田洋二／高木洋／香取勉／依田照彦　ほか　17〜19
望ケ丘短歌会児童作品　倉田和子／米田幸子／二宮重子／古森敦子／宮谷美和子／中西安江／川上礼子／近藤良子　20
日の丸の風　志樹　逸馬　20
十二月八日　峯崎　聖子　20〜21
光ケ丘俳壇　翠岳／ふみを／かずを／芳生／とし生／雪女／浪江／志津恵／ひろし　光ケ丘俳壇　21〜22
楓蔭歌壇　植田英子／竹田圭／黒木浪江／工藤賤恵　楓蔭歌壇　22〜23
長島短歌　その一　秋山志津夫／山口義郎／沖島紅南／左乃小文二／千葉修／太田省二／片岡雅子／壹岐耕／河村渡／佐々木元／羽藤守雄　ほか　23〜25

長島短歌　その二　荒屋芳朗／宇佐美伸／天島梅太郎／杉野智代／河崎文川／中山吉備雄／高木洋／西本茂雄／横井駿一　ほか　田尻敢（選）　25～29
児童短歌　鈴木幟／倉田和子／川上礼子　29
雑詠　秋山松籟／和久井笑山／袴田春雄／玉木愛子／水上修／難波いさむ／牛島蘇杖／若林竹聲／邑永移山／藤樹浩水　ほか　ひろし（選）　29～32
「小さな関心」　和久井笑山　33
後記に代へて　33～34
長島愛生園慰安会寄附金／寄贈深謝　35～36
編集後記　角田　36
国立癩療養所長島愛生園一覧（昭和16年12月末現在）　(37)
財団法人長島愛生園慰安会一覧　(37)
愛生日誌　十一月中　(37)
官私立癩療養所収容患者数調　昭和十六年十一月末日現在収容患者数　(38)

第12巻第2号　一九四二（昭和一七）年二月一〇日発行

（＊写真）〔国旗掲揚〕　表紙
（＊詩）国旗掲揚　倉田和子　表紙
長島愛生園慰安会寄附金　表紙裏
祝新嘉坡陥落　長島短歌会、長島蕗之芽会　表紙裏
療養所拡充なくしてＰ・Ｔ・Ｓは無力なり　光田健輔　1
内地に於て癩の絶対隔離の範を示す可し　光田健輔　2～3
大東亜戦争の見透しに就いて　永山代議士　4～7
創作 流れあえず　峰島俊吉　7～13
詩謡会への短信　小川昇　13
反響　森英一　13～14
山椒記（その三）　杉鮫太郎　14
楓蔭歌壇　杉鮫太郎／宮城文雄／宮崎利子／竹田圭子／黒木浪江／有信君子／右山ぬい／波田せい子／芳田藤野　楓蔭歌壇　15～16
長島短歌　その一　千葉修／秋山志津男／香取勉／沖島紅南／古谷弘／左乃小文三／須田洋二／葉山学／羽藤守雄／小川一男／森麻雄／佐々木元　16～17
遺詠　磯村岩夫　17
遺詠　紀井杏　18

長島短歌　その二　牛根良三／大槻章／宇佐美伸／寺町三重子／日下俊代／河崎文川／松島朝子／中原純／夏川清志／西幡富子　ほか　田尻敢（選）　18～21
蕗之芽　雑詠　齋藤ふさを／玉木愛子／難波いさむ／水上修／西村瞳女／袴田春雄／和久井笑山／邑永移山　ほか　蕗之芽会、ひろし（選）　21～24
後記　いさむ　24
一杉先生御母堂追悼会　修／ふさを／春雄／青歩／海竜／かほる／ひろみ／愛子／笑山／敏郎／美好／水里／いさむ／秋月　ほか　水上修（記）　25
遺稿集　藤井古杖／村田みのる／西本陽一／川島春風子／田島鉄郎　26
春寒譜　袴田　春雄　26
児童文芸　中西康江／倉田和子／杉浦敏夫　27
一月廿九日宮城先生細菌講話に依る顕微鏡の歌　景山孝義／杉浦敏夫／吉田邦雄／池内謙次郎／平井玄治／中川久仁子　ほか　愛生学園高等科　27～28
寄贈深謝　28
国立癩療養所長島愛生園一覧（昭和17年1月末現在）　(29)
財団法人長島愛生園慰安会一覧　(29)
官私立癩療養所収容患者数調　昭和十六年十一月末日現在収容患者数　(30)

第12巻第3号　一九四二（昭和一七）年三月一〇日発行

（＊写真）皇居遙拝於光ケ丘　表紙
（＊詩）必勝を祈る　佐藤惣之助　表紙
国立癩療養所長島愛生園一覧（昭和17年2月末現在）　表紙裏
財団法人長島愛生園慰安会一覧　表紙裏
曙　Dawn より抄訳　東洋　癩生　1
医官の補充難　光田　健輔　2～3
「癈者の花園」の中から　田尻　敢　3～5
支那癩病史中知名の人（麻瘋季刊第十五巻第四号より摘訳）　宮川　量　5～7
大東亜の曙（その二）　東洋　癩生　7～8
山椒記（その四）　杉　鮫太郎　8～9
愛生園を訪ひて　横山　尚代　9
楓蔭歌壇　宮崎利生／田中みなみ／竹田圭子／芳田藤野／右山ぬい／波田せい／有信君子／宮城文雄

長島短歌　その一　林由貴子／秋山志津夫／古谷弘／千葉修／沖島紅南／香取勉／牧原徹／片岡雅子／須田洋二／羽藤守雄／森麻雄／高丘新二郎／葉山学　楓蔭歌壇　9～10
10～12
長島短歌　その二　狭間康夫／荒谷芳朗／松島朝子／中根良三／日下俊世／香山文雄／中郡魄紲／森正／天島梅太郎／杉野智代 ほか　田尻敢（選）　12～15
光ケ丘俳壇　宮田唯夫／上尾登／川口柾蔵／宮崎利生／雛倉露香／重成絹子／桑野雪子／田尻敢／宮内いはほ　光ケ丘俳壇　15
蕗之芽　雑詠　齋藤ふさを／玉木愛子／大塚かほる／秋山松籟／和久井笑山／難波いさむ／久保久甫／小坂さつき ほか　蕗の芽会、ひろし（選）　16～19
あさし忌を迎へて　藤樹　浩水　19～20
児童文芸　戸田勇／池内謙次郎／岩沢伸子／川上礼子／宮谷昭男／山下久光／米田幸子／宮谷美和子／吉中洋一／倉田和子　愛生学園　20～26
新嘉坡陥落の日　秋山志津夫　26～27
長島愛生園慰安会寄附金／寄贈深謝　28～(29)
愛生日誌　一月中　(29)
編集後記　角田　(29)
官私立癩療養所収容患者数調　昭和十七年一月末日現在収容患者数　(30)

第12巻第4号　一九四二（昭和一七）年四月一〇日発行

（＊写真）望ケ丘の子供たち　表紙
（＊詩）望ケ丘少年少女生活讃歌　朝槇　玲路　表紙
国立癩療養所長島愛生園一覧（昭和17年2月末現在）　表紙裏
財団法人長島愛生園慰安会一覧　表紙裏
小泉厚生大臣に謁す　光田　健輔　1～2
誰が東亜の癩を戡定するか　早田　皓　2～4
山椒記（その五）　杉　鮫太郎　4～5
創作　四国路　香取　勉　5～9
児童文芸　木田節子／米田幸子／宮谷美和子／山本健／戸田勇　9～10
蕗之芽　雑詠　袴田春雄／齋藤ふさを／玉木愛子／

仁井島三雄／中江海龍／松岡別志／久保久甫／和公
梵字／水上修 ほか　蕗の芽会、ひろし（選）　11〜13
選者吟　田尻ひろし　13
秋山松籟氏遺稿集　秋山　松籟　13〜15
追悼句　本田一杉／大塚かほる／難波いさむ／水上修
／永田若水／三木美好／中江海竜／三保五風／河崎
文川／奥田梅月／天野暁鉦／久保久甫 ほか　13〜14
春日井白扇氏遺稿集　春日井白扇　15
後記に代へて（追悼の言葉）　難波いさむ　15
長島短歌　その一　千葉修／古谷弘／山口義郎／牧原
徹／香取勉／須田洋二／沖島紅南／秋山志津夫／
片岡雅子／葉山学／羽藤守雄　16〜17
長島短歌　その二　天島梅太郎／金沢葛夫／篠原義一
／横井駿一／松島朝子／高木洋／辻瀬則世／神戸
須磨夫／森田脇子 ほか　ひろし（選）　17〜20
楓の蔭歌壇　宮城文雄／宮崎利生／竹田圭子／芳田
藤野／重成須子／波田せい／有信君子／角田歌津緒
楓の蔭歌壇　20
長島詩謡
詩
せゝらぎ　大浜　四郎　21
〝焔〟　秋山志津夫　21
祈願　小野寺　潔　22
増産の秋／吾が祈り　志樹　逸馬　22〜23
野　小野寺　潔　23
祈る乙女等（歌謡）　破摩　浩一　23
長島愛生園慰安会寄附金／寄贈深謝　24〜(25)
愛生日誌　二月中　(25)
再生長島詩謡会より　(26)
〔後記〕　藤　井　生　(26)

第12巻第5号　一九四二（昭和一七）年五月二〇日発行

（＊写真）明石海人碑　表紙
（＊短歌）みめぐみはいはまくかしこ日の本の……　海　人　表紙
国立癩療養所長島愛生園一覧（昭和17年4月末現在）　表紙裏
財団法人長島愛生園慰安会一覧　表紙裏
必勝食に就て　光田　健輔　1〜6

愛生園を訪れて　吉岡　弥生　6〜7
感謝といふこと　暁烏　敏　8〜11
海人碑竣工落成に就いて　義　郎　11
児童文芸　岩沢美智子／山本健／中西安江／米田幸子　12〜13
光ケ丘俳壇　立川昇／上尾登／宮崎利生／竹田圭／雛倉露香／重成絹子／桑野雪子／田尻敢　光ケ丘俳壇　14
蕗之芽　雑詠　袴田春雄／難波いさむ／西村瞳女／藤樹浩水／玉木愛子／齋藤ふさを／羽藤一美／牧紫水／水上修　ほか　蕗の芽会、ひろし（選）　15〜17
本田一杉先生御一行を迎へて　春季俳句大会　照人／竹堂／文川／備南／海龍／敏朗／梨山／さつき／ひろみ／三桑／新月／瞳女／清／梢月　ほか　17〜18
春の感謝句会に侍りて　半歩／青歩／梢月／蘇杖／紫泉／はくが／秋芳／賜光／海龍／ふさを／愛子／修／齋石／春枝／笑山　愛　子　19
楓の蔭歌壇　宮崎利生／田中みなみ／竹田圭／芳田藤野／重成絹子／有信君子　楓の蔭歌壇　20
長島短歌　其ノ一　山口義郎／香取勉／羽藤守雄／秋山志津夫／沖島紅南／千葉修／葉山学　21
長島短歌　其ノ二　横井駿一／松島朝子／宇佐美伸／須田末子／成瀬和泉／鈴木不治美／内山美恵子／里見みさ／中村光江／日下俊代　ほか　22〜24
長島詩謡　神尾（選）
詩
初生雛　大浜　四郎　25
栗　志樹　逸馬　25
〝五月〟即興詩／〝ニュース映画点描〟　秋山志津夫　26〜27
歌謡
先駆けの唄　破摩　浩一　27
長島愛生園慰安会寄附金／寄贈深謝　28〜(29)
愛生日誌　三月中　(29)
官私立癩療養所収容患者数調　昭和十七年三月末日
現在収容患者数　(30)

第12巻第6号　一九四二（昭和一七）年六月一〇日発行

（＊写真）恩賜寮　表紙

（＊短歌）恩賜寮　表紙
国立癩療養所長島愛生園一覧（昭和17年5月末現在）　表紙裏
財団法人長島愛生園慰安会一覧　表紙裏
拝謁を給はりて　光田　健輔　1
無癩県運動さまざま　柴　雀　人　2〜4
御下賜の草木に就て　宮川　量　5〜7
児童文芸　松本モモ子／山下久光／松浦光二／米田幸子／上田和江　8〜9
楓の蔭歌壇　宮城文雄／宮崎利生／竹田圭／重成絹子／波田せい／芳田藤野　楓の蔭歌壇　10
光ケ丘俳壇　吉田宣夫／竹田圭子／竹内由紀／重成絹子／曾我部久子／桑野雪子／田尻ひろし　光ケ丘俳壇　11
蕗之芽　雑詠　玉木愛子／福田秋月／齋藤ふさを／藤樹浩水／甲谷青歩／西村瞳女／水上修／難波いさむ ほか　蕗の芽会、ひろし（選）　12〜14
福田秋月氏遺稿集　福田秋月　15
追悼の句　水上修／大塚かほる／甲谷青歩／天野暁鉦／中江灯子／笠井備南／堀川東月／三木美好／難波いさむ／久保久甫／本間のぼる／奥田梅月 ほか　15
同人福田秋月君の死去を深悼す　本田　一杉　16
秋月さんを悼む　藤樹　浩水　16
婦人句会の誕生　難波いさむ　16
後記　い　さ　む　16
長島短歌　その一　河村渡／古谷弘／山口義郎／依田照彦／千葉修／秋山志津夫／香取勉／沖島江南／牧原徹／葉山学／羽藤守雄／瑞丘莞爾　17〜18
長島短歌　その二　金沢葛夫／森正／松島朝子／中根良二／西本茂雄／神戸須磨夫／横井駿一／中村光江／天島梅太郎／篠原義一／砂月漠 ほか　18〜20
長島詩謡
詩
営み　大浜　四郎　21
地図を見る男　小野寺　潔　21〜22
鍬（母への便り）　志樹　逸馬　22
アカシヤの花　生　文　夫　22〜23
民謡
開墾短章　破摩　浩一　23
長島愛生園慰安会寄附金／寄贈深謝　24〜(27)

愛生日誌　四月中　(27)

第12巻第7号　一九四二（昭和一七）年七月一日発行

（＊写真）炊事協力即時品評会　表紙
（＊短歌）（＊俳句）癩予防週間に病友を迎へて　表紙
国立癩療養所長島愛生園一覧（昭和17年6月末現在）　表紙裏
財団法人長島愛生園慰安会一覧　表紙裏
前予防局長高野閣下に感謝す　光田　健輔　1～2
高野予防局長の御勇退を惜む　山口義郎／香取勉／須田洋二／天野梅太郎／千葉修／沖島紅南／高丘新二郎　ほか　長島短歌会、長島蕗の芽会　3
海ゆかば　木島　研一　4～7
棉二題　村田　神龍　8
園内点描　東洋　癩生　9～10
通信欄　無癩村より無結核村へ　四谷　義行　10
創作　『ゆまり』　高瀬　里枝　11～14
楓の蔭歌壇　宮城文雄／竹田圭／芳田藤野／重成絹子／曾我部ひさ子／有信君子　楓の蔭歌壇　14
光ケ丘俳壇　光田長濤／立川昇／上尾登／宮島利生／鹿島武子／大賀はや子／重成絹子／筒井ひさ子／堀内民枝／桑野雪子／田尻敢　光ケ丘俳壇　15
長島短歌　其の一　沖島紅南／羽藤守雄／古谷弘／秋山志津夫／林由貴子／依田照彦／千葉修／香取勉／河村渡／葉山学／左乃小文二　16～17
長島短歌　其の二　松島朝子／天島梅太郎／牛根良三／内山美枝子／秋山いとよ／寺町三重子／長村比佐雄／森正／森田脇子／日下俊代　ほか　17～19
蕗之芽　雑詠　丘和子／永上修／邑永移山／西村瞳女／玉木愛子／齋藤ふさを／難波いさむ／堀川東月／久保久甫　ほか　蕗の芽会、ひろし（選）　19～22
綴方　はへの観察　中西　安江　22
立川のぼる先生歓迎　三氏ホトトギス入選祝賀句会　栄／半歩／夢骨／瞳女／愛子／笑山／光波／典光／文川／いさむ　ほか　齋藤ふさを（記）　23
かりん会の誕生をよろこびて　雪子／絹子／珠子／愛子／こづえ／さつき／半歩／修／春枝／倫子／節子／しのぶ／久子／和子／ひとみ女

浜木綿の芽　西村　瞳女　24
未収容患者府県別表（四月末現在）　難波いさむ　24
愛生日誌　六月中　(25)
官私立癩療養所収容患者数調　昭和十七年四月末日　(25)
現在収容患者数　(26)

第12巻第8号　一九四二（昭和一七）年八月一日発行

（＊写真）後下賜朝顔　表紙
（＊短歌）後下賜の朝顔開く　表紙
国立癩療養所長島愛生園一覧（昭和17年7月末現在）　表紙裏
財団法人長島愛生園慰安会一覧　表紙裏
小鹿島更生園長周防博士の逝去を惜む　光田　健輔　1〜2
二宮尊徳先生の道歌　光田　健輔　3〜4
大風子物語　東洋　癩生　5〜6
山椒記（その五）　杉　鮫太郎　6
創作『出発』　守田　雅平　7〜14
聖なるもの　山路零之介　14
児童文芸　夏の綴方　山下久光／天野政明／松浦光二／松岡英樹／宮谷美和子／岩沢美智子／中西安枝／明石照行　15〜20
楓の蔭歌壇　宮城文雄／宮崎利生／竹田圭／芳田藤野／波田せい／曾我部ひさ子／有信君子　楓の蔭歌壇　21
光ケ丘俳壇　光田長濤／立川のぼる／宮川東洋／宮崎利生／重成きぬ子／曾我部久子／桑野雪子／田尻ひろし　光ケ丘俳壇　22
長島短歌　其の一　古谷弘／山口義郎／千葉修／林由貴子／葉山学／須田洋二／沖島紅南／河村渡／香取勉／羽藤守雄／左乃小文二　23〜24
長島短歌　其の二　森正／松島朝子／天島梅太郎／秋山糸代／森田脇子／高見美雪／篠原義一／中村光江／岸抒情／神戸須磨夫 ほか　24〜25
蕗之芽　雑詠　水上修／西村瞳女／齋藤ふさを／玉木愛子／難波いさむ／和公梵字／丘和子／宮崎松子／春日清 ほか　蕗の芽会、ひろし（選）　26〜27
新坂照人、大森梨山、森田常月、藤井一静　四先輩を

偲びて　難波いさむ　28
先輩物故者慰霊並に七月例会記　さつき／春雄／美好／典光／梵字／清／青歩／栄／ひろみ／半歩／海月／孤石／さかゑ／灯子 ほか
長島詩謡　藤本浩一（選）　天野　暁鉦　29
大東亜戦々捷第一回祝賀の日／夕暮れ　岸上　哲夫　30～31
たたかひ　大浜　四郎　31～32
気品　島邑　純夫　32
二十五歳の感傷　小野寺　潔　32
海月　大浜　四郎　32～33
小さな窓　志樹　逸馬　33
長島愛生園慰安会寄附金／寄贈深謝　33～(35)
愛生日誌　七月中　(35)
編集後記　東洋　癩生　(35)
官私立癩療養所収容患者数調　昭和十七年六月末日現在収容患者数　(36)

第12巻第9号　一九四二（昭和一七）年九月一日発行

（＊写真）稔りの秋　表紙
稔りの秋　表紙
国立癩療養所長島愛生園一覧（昭和17年8月末現在）　表紙裏
財団法人長島愛生園慰安会一覧　表紙裏
慰廃園五十年　光田　健輔　1～5
御挨拶　齋藤伊佐美　5
随筆　創造　木村　研一　6～8
救癩先駆者の言葉　大塚　かね　8
二十年間癩恐怖症に悩みし人の告白　悪徳売薬広告の及ぼす悲劇　山内条次郎　9～10
水田日記抄　T　生　10
出征軍人にして癩と診断せられたる人の取扱に就て　原田　太郎　11
反響欄　太田　秀穂　11
山椒記（その六）　杉　鮫太郎　12
児童文芸　松浦／上田／西崎／秋岡／宮谷／町田／山本／森本周二／中原康江　愛生学園　12～15

楓の蔭歌壇　田尻敢／宮城文雄／芳田藤野／曽我部
ひさ子／宮川量　楓の蔭歌壇　16
光ケ丘俳壇　光田長濤／立川のぼる／上尾登／宮川
東洋／坂井青蛙／桑野ゆき／矢内重吉／大賀はや／
重成絹子／田尻ひろし　光ケ丘俳壇　17～18
長島短歌　その一　瑞丘莞爾／古谷弘／秋山志津夫／
千葉修／山口義郎／大竹島緒／林由貴子／沖島紅南
／葉山学／羽藤守雄／香取勉／須田洋二
田尻敢（選）18～19
長島短歌　その二　長村比佐雄／松島朝子／森正／
秋山糸代／津川由美／寺町三重子／里見みさ／徳永
幸二／柳裕美／森田脇子／梶原春子　ほか　19～21
蕗之芽　雑詠　和久井笑山／水上修／藤樹浩水／難波
いさむ／齋藤ふさを／玉木愛子／西村瞳女／西沢
こずゑ　ほか　蕗の芽会、ひろし（選）22～24
中野夢骨兄和公梵兄ホ誌入選兼玉木愛子姉鳴野誌巻頭
祝賀句会　夏季運座大会の記　宮崎　松子　25
雑詠　笑山／いさむ／修／春雄／栄／ひろみ／東月／
青歩／美好／かほる　ほか　一　杉（選）25～26
後記　難波いさむ　26
創作　一瞥　吉成　稔　27～31
東亜共栄圏内の癩患者数　31
長島詩謡　特集号　藤本浩一（選）
民謡
何かわろ／シンガポール陥落　破摩　浩一　32～33
〝潜水艦〟　最上　映二　33
麦　佐伯　忠　33
「シンガポールへ入城だ」　伊木不二雄　34
小曲
小島の春　野本　忍　34
―倭の国―　小川　昇　35
長島愛生園慰安会寄附金／寄贈深謝　36～37
愛生日誌　八月中　38
編集後記　東洋　癩生　38
官私立癩療養所収容患者数調　昭和十七年七月末日
現在収容患者数　(39)

第12巻第10号　一九四二（昭和一七）年一〇月一日発行

（＊写真）御下賜の棉　表紙

御下賜棉　袴田春雄／難波いさむ／水上修　表紙
国立癩療養所長島愛生園一覧（昭和17年9月末現在）　表紙裏
財団法人長島愛生園慰安会一覧　表紙裏
和気清麻呂公の伝を読む　光田　健輔　1～3
傲と謙（正憲の扇に書す）　王　陽明　4
私立慰廃園閉止迄ノ概略　4～5
山椒記（その七）　杉　鮫太郎　5～6
書翰　藤原鉤次郎　6
無癩日本を目指して（婦人の救癩戦士出でよ）　山路零之介　6～7
宮崎調剤手追悼
（＊俳句）　宮　崎　8
弔辞　光田　健輔　8
追悼　鈴木一枝／宮谷みわ子／中西安江／田畑浪子／武田都駆子／二宮重子／杉野智代／松島朝子 ほか
蕗の芽会、長島短歌会、萩の花歌会　9～10
宮崎のおねえちやん　田尻　衣子　10～11
宮崎先生追悼文集　多田やくゐ／吉中洋一／池田謙二郎／近藤宜孜子／秋内順子　愛 生 学 園　11～13
楓の蔭歌壇　宮崎利生／竹田けい／波田せい／曾我部ひさ子／藤沢美佐子／芳田藤野／田尻敢／東洋癩生
楓の蔭歌壇　13～14
光ケ丘俳壇　田尻ひろし／立川のぼる／上尾登／重成キヌ／曾我部ひさ子／桑野雪子　光ケ丘俳壇　14～15
長島短歌　其の一　香取勉／葉山学／羽藤守雄／沖島紅南／山口義郎／千葉修／瑞丘莞爾／林由貴子／古谷弘　15～16
長島短歌　其の二　辻瀬則世／柳裕美／津川由美／松島朝子／森正／北岩孝／杉野智代／秋山糸代／高見美雪／宮崎松子 ほか　16～19
児童文芸　石原チカ子／松本照子／水田政雄／米田幸子　19～20
新涼集　宮崎松子／生越光波／成瀬和泉／三木美好／天野暁鉦／和公梵字／邑永移山／長坂可津夫　21
蕗之芽　雑詠　西村瞳女／水上修／和久井笑山／玉木愛子／中江灯子／小坂ひろみ／若林竹星／齋藤ふさを ほか
蕗の芽会、ひろし（選）　22～24
秋季俳句大会記　鬼蘇生（記）　25
子規忌・愚哉忌を兼ねて　故中根竹雲／迎山ひでみ／

乃呂賜光／三氏追悼会　いさむ　25
長島詩謡
詩ノ部
朝　小野寺　潔　26
ロマンの花　大浜　四郎　26
幸福な家　青木　勝　26〜27
動物達のゐる或る夏の風影に　岸上　哲夫　27
民謡ノ部
愛し手よ　破摩　浩一　27
あさ二章　島　憂児　27〜28
童詩
棉の実　楠新　太郎　28
長島愛生園慰安会寄附金／寄贈深謝　29〜30
愛生日誌　九月中　30
救癩先駆者の言葉　綱脇龍妙　30
編集後記　東洋　癩生　(31)
官私立癩療養所収容患者数調　昭和十七年八月末日
現在収容患者数　(32)

第12巻第11号　一九四二（昭和一七）年一一月一日発行

（＊写真）大谷紝子裏方を奉迎　表紙
御裏方様をお迎して　松島　朝子　表紙
国立癩療養所長島愛生園一覧（昭和17年10月末現在）　表紙裏
財団法人長島愛生園慰安会一覧　表紙裏
巻頭言　岡山にて第十七回日本癩学会を開催するに
当りて　田尻　敢　1
再び癩療養所に大谷紝子裏方を迎へ奉りて　光田　健輔　2〜4
西本願寺大谷紝子御裏方御挨拶　大谷　紝子　5
西本願寺紝子御裏方奉迎　長島短歌会、蕗の芽会　6
歓迎詩　長島詩謡会　7
河上代議士御挨拶　河上丈太郎　8〜9
大東亜癩問題研究会提唱　東洋　癩生　10
白衣の頁　桑野ゆき／大賀はや子／山根初子／佐藤
梅子　11〜12
児童文芸　西川勇／天野政明／尾山美己／山本勇／

秋山順子／山下久光／河内博／加納三造／尾山美三　13～15
楓の蔭歌壇　小川正子／波田せい／芳田藤野／竹田圭
　楓の蔭歌壇　16
光ケ丘俳壇　舟木木童／篠田恭子／光田長濤／立川
のぼる／大賀はや子／筒井ヒサ子／桑野雪子／田尻
ひろし　光ケ丘俳壇　17
長島短歌　その一　羽藤守雄／沖島紅南／千葉修／
古谷弘／牧原徹／瑞丘莞爾／香取勉／依田照彦／
山口義郎／片岡雅子　18～19
長島短歌　その二　篠原義一／瑞丘悦子／松島朝子／
天島梅太郎／辻瀬則世／柳裕美／森正／徳永幸二／
岡義雄／富士川肇／杉野智代 ほか　19～21
反響欄　太田　秀穂　21
救癩先駆者の言葉　ハンナ リデル　21
蕗之芽　雑詠　難波いさむ／齋藤ふさを／袴田春雄／
玉木愛子／西村瞳女／和久井笑山／藤樹浩水／水上
修／甲谷青歩 ほか　蕗の芽会、ひろし（選）　22～25
長島詩謡　神尾登（選）
詩
朝　生　文夫　26
小さな窓　志樹　逸馬　26
春照る国　大浜　四郎　27
午後　小野寺　潔　27
民謡
野風呂　破摩　浩一　27～28
風景　豚舎前の海岸にて　大浜　四郎　28
印度独立運動と印度人の癩志士　中　山　生　28～29
長島愛生園慰安会寄附金／寄贈深謝　30～(31)
愛生日誌　十月中　(31)
編集後記　(31)
有難き国土　東洋　癩生　(32)

第12巻第12号　一九四二（昭和一七）年一二月一日発行

（＊写真）癩学会員来訪　表紙
（＊詩）十二月八日の朝　米内　幸子　表紙
国立癩療養所長島愛生園一覧（昭和17年11月末現在）　表紙裏
財団法人長島愛生園慰安会一覧　表紙裏

（＊短歌）大東亜戦一周年記念愛国歌　長島短歌会　1
第二代癩予防協会頭清浦伯爵を偲ぶ
光田　健輔　2～4
救癩先駆者の面影　岩下　壮一　5
癩予防と浄土真宗　武内　了温　6～8
愛生座の「太十」妄評記　学会記者生　8～12
第十七回日本癩学会記　Ｔ　Ｉ　生　12～13
官私立癩療養所収容患者数調　昭和十七年九月末日
現在収容患者数　13
（＊詩）第十七回日本癩学会を傍聴して
河野　進　14
大詔奉戴一周年を迎へて
職員
薬局から　尾垣　正雄　15
国土愛　大熊　清豪　15～16
奈良の収容　芳田　藤野　16～17
入園者
〔大詔御渙発一周年を迎へ……〕
傷痍軍人代表　18
〔世界歴史の大転換を意味する……〕
藤島　一山　18～19
〔「帝国陸海軍は今八日……」〕　松島　朝子　19
〔本日八日は……〕
少年団幹事長　20～21
十二月八日の思出　中西　安枝　21～22
神社参拝　岩沢みち江　22
児童文芸
ほしうすばかげらう幼蟲＝（蟻地獄）の研究
近藤　宏一　23～24
或る秋の一日　利久田君子　24
楓の蔭歌壇　小川正子／池尻慎一／杉鮫太郎／竹田圭
／曾我部ひさ子／波田せい／芳田藤野
楓の蔭歌壇　25～26
光ケ丘俳壇　光田長濤／田尻ひろし／立川のぼる／
重成キヌ子／松本タツエ／大賀はや子／曾我部久子
／桑野雪子／宮川東洋　光ケ丘俳壇　26～27
長島短歌　その一　小川一男／山口義郎／古谷弘／
河村渡／沖島紅南／千葉修／瑞丘莞爾／壹岐耕／
須田洋二／依田照彦／香取勉／羽藤守雄　27～28
長島短歌　その二　西幡富子／辻瀬則世／津川由美／

瑞丘悦子／松島朝子／北岩孝／高見美雪／杉野智代／新上万吉／林角五郎／篠原義一 ほか 28～30
（＊俳句）近詠　嶋田みつ子 31
蕗之芽 雑詠 水上修／難波いさむ／齋藤ふさを／玉木愛子／小坂ひろみ／甲谷青歩／宮崎松子／西村瞳女 ほか　蕗の芽会、ひろし（選） 31～34
通信　藤田 工三 34
後記　難波いさむ 35
長島詩謡 神尾登（選）
詩
夕暮　大浜 四郎 36
冬の感想 吾が誕生の日に　秋山志津夫 36
白い霧が流れる　志樹 逸馬 37
秋風　小野寺 潔 37
新しい地図　生 文夫 38
民謡
楯の岩 長島名勝（その一）　破摩 浩一 38
長島愛生園慰安会寄附金／十月分寄贈深謝 39～40
愛生日誌 十一月中 40
編集後記　東洋 癩生 (41)

第13巻第1号〈大東亜戦争と救癩問題特集〉

一九四三（昭和一八）年一月一日発行

（＊写真）〔愛生園遠景〕 表紙
国立癩療養所長島愛生園一覧（昭和17年12月末現在） 表紙裏
財団法人長島愛生園慰安会一覧 表紙裏
（＊短歌）農村新年 光田健輔／田尻敢／林雄／山田清成／宮川量／矢内軍吉／曾我部ひさ子／伊勢せい／林ぬい／芳田藤野／香取勉／山口義郎 ほか 1
聖戦第二年を迎へて救癩完遂を希ふ　光田 健輔 2～4
大東亜戦争と救癩問題特集 軽症患者の一部をして南方救護のため進出せしめよ　下村 海南 5～6
大東亜二百萬の癩救済は我等の責務　米山 梅吉 6
先づ無癩日本を実現せよ　永田 良吉 7
大東亜戦に於ける我等専門学徒の使命　佐谷 有吉 7～8
近い所から　高野 六郎 8～9

大東亜戦争と救癩事業　浜田　光雄　9～10
大東亜救癩進軍譜　東洋　癩生　10～12
大東亜共栄圏の癩患者　12
印度独立運動と印度人の癩志士（その二）　中　山　生　12～13
創作　口碑　宮島　俊夫　14～17
児童文芸　松岡英樹／上田和江／岩沢道子／久米春子　17～18
楓の蔭歌壇　東洋癩生／波田せい／藤沢美沙子／芳田藤野／桂田豊介　楓の蔭歌壇　18～19
光ケ丘俳壇　田尻ひろし／立川のぼる／小林脇／桑野雪子　光ケ丘俳壇　19～20
長島短歌　その一　沖島紅南／千葉修／小川一男／山口義郎／依田照彦／林由貴子／河村渡／古谷弘／瑞丘莞爾／羽藤守雄／香取勉／須田洋二／高丘新二郎／葉山学／片岡雅子　20～21
長島短歌　その二　中園裕／松島朝子／木暮たかを／天島梅太郎／西幡富子／杉野智代／藤川肇／阿部一／柳裕美／森正／稲生しづほ　ほか　21～24
蕗之芽　雑詠　釈尚崇／玉木愛子／齋藤ふさを／水上修／逸見敏朗／袴田春雄／小坂ひろみ／西村瞳女／春日晴／丘和子　ほか蕗の芽会、ひろし（選）　24～27
くわりん婦人俳句大会報　小松玲女／稲谷千里／芝原朱葉子／寺崎清子／野矢一葉／秋吉美智／吉田富久子／倉本温女　ほか　水上春枝（記）　27～28
長島詩謡　藤本浩一（選）
今宵陋屋をかこみて蟹あまた　岸上　哲夫　28～29
秋　志樹　逸馬　29
〝樹〟　岸上　哲夫　29～30
〝寂夜〟去りし病友に　小野寺　潔　30
寸記　文　夫　30
長島愛生園慰安会寄附金／十一月分　寄贈深謝　31～32
愛生日誌　十二月中　32
編集後記　東洋　癩生　(33)
童謡詩　おわかれ　面会の母かへる日　北野　貴麿　(33)
官私立癩療養所収容患者数調　昭和十七年十一月末日　現在収容患者数　(34)

第13巻第2号　一九四三（昭和一八）年二月一日発行

（＊絵）〔島の風景〕　表紙
国立癩療養所長島愛生園一覧（昭和18年1月末現在）　表紙裏
財団法人長島愛生園慰安会一覧　表紙裏
官私立癩療養所収容患者数調　昭和十七年十一月末日現在　表紙裏
防癩は健民運動の魁である　光田　健輔　1～2
恩師河村所長の遺訓　内田　守人　3
大東亜共栄圏と癩　宮田　唯夫　4～5
聖業に参加して　矢内　重吉　6～7
一隅を照らすもの是れ国宝　桂田　豊介　7～8
青年の声
大愛生建設　吉野　春夫　8
大東亜戦争一周年を迎へて　阿部　一　9
児童文芸
楽しかつた正月の面会　西崎千代子　9～10
冬休暇日記抜抄　吉岡／池田／春日／加藤／金子／川上／盛岡／石田／米田／鏡二　愛生学園（高等科）　10～12
楓の蔭歌壇　山田清坡／伊勢せい／曾我部ひさ子／松本タツ枝／藤沢美佐子／林ぬい／芳田藤野／桂田豊介　楓の蔭歌壇　13
光ケ丘俳壇　田尻ひろし／立川のぼる／松本立枝／大賀はや子／桑野雪子／竹内由紀／曾我部ひさ子　光ケ丘俳壇　14
長島短歌　その一　山口義郎／古谷弘／小川一男／沖島紅南／千葉修／河村渡／林由貴子／依田照彦／葉山学／瑞丘莞爾／羽藤守雄／香取勉／須田洋二　15～16
長島短歌　その二　徳永幸二／篠原義一／松島朝子／津川由美／中園裕／稲生しづほ／新上萬吉／柳裕美／宮田湖鳥／成瀬和泉／瑞丘悦子 ほか　16～18
望ヶ丘歌壇　宮谷美和子／上田和江／西トヨ子／川上礼子／池田奈美子／秋田順子　望ヶ丘歌壇　18
蕗之芽　雑詠　西村瞳女／中江灯子／釈尚崇／和久井笑山／玉木愛子／水上修／齋藤ふさを／水上春枝／袴田春雄 ほか　蕗の芽会、ひろし（選）　18～21
長島詩謡　藤本浩一（選）

民謡　つばくらめ／何をつこれしき　破摩　浩一　21～22
童謡
大詔奉戴日　北野　貴麿　22～23
田舎道　楠　新太郎　23
選後に　藤本　浩一　23
長島愛生園慰安会寄附金品／寄贈品　24
愛生日誌　24～(25)
編集後記　東洋　癩生　(25)

第13巻第3号　一九四三（昭和一八）年三月一日発行

（＊絵）撃ちてしやまむ　愛生学園児童　表紙
撃ちてし止まむ　神武天皇　裏表紙
撃ちてし止まむ　田尻敢／宮川東洋／桂田豊介／伊勢せい／藤沢美佐子／芳田藤野／山口義郎／古谷弘／千葉修／中園裕／依田照彦／香取勉／藤川肇／瑞丘莞爾／砂目比呂司　1
（＊漢詩）前癩予防協会会頭　故清浦奎吾伯の辞世　清浦　奎吾　2
癩予防協会の強化発展を望む　光田　健輔　3～4
関門隧道を通りて　光田　健輔　4～6
同袍共生の道程　山田　清坡　6～10
救癩先駆者の面影　小林和三郎　10
南方救癩に処する我等病者の心構へ　南　幸男　11～12
救癩の先駆者三宅俊輔先生を想ふ　玉木　愛子　12～14
愛国百人一首　吉田松陰／佐久良東雄／鈴木重胤　14
児童文芸
撃ちてし止まむ　利久田君子　15
アリユーシヤンの勇士へ　松本　照子　15
日食の前夜　池田謙二郎　15～16
冬の或る日　吉中　洋一　16
光ケ丘俳壇　小林脇／田尻ひろし／宮川東洋／竹田由紀／曾我部ひさ子／堀内民枝／桑野雪子／大賀はや子　光ケ丘俳壇　17
楓の蔭歌壇　田尻敢／山田清坡／林ぬい／伊勢せい／芳田藤野／桂田豊介　楓の蔭歌壇　18
法村芸術舞踊団を迎へて
おどり　田尻　衣子　19

法村先生の踊り　石原千賀子　19〜20
月月火水木金金　池内謙二郎　20
嬉しきおとづれ　杉野　智代　21
法村芸術舞踊団に贈る　小野寺　潔　21〜22
幻想への行楽　田中　久雄　22〜23
選後に　上尾　登　23
愛国百人一首　平田篤胤／藤田東湖／平野国臣／梅田雲浜　23
長島短歌　その一　依田照彦／大竹島緒／河村渡／山口義郎／沖島紅南／葉山学／古谷弘／林由紀子／小川一男／千葉修／須田洋二／香取勉／高丘新二郎／羽藤守雄／壹岐耕　24〜25
蕗之芽　雑詠　藤樹浩水／齋藤ふさを／玉木愛子／小坂ひろみ／釈尚崇／水上修／天野暁鉦／和久井笑山　ほか　蕗の芽会、ひろし（選）　25〜27
故小坂ひろみ兄遺稿句集　小坂ひろみ　27
故小坂ひろみ兄追悼句　赤木半歩／藤樹浩水／水上修／釈尚崇／袴田春雄／和久井笑山／甲谷青歩／齋藤ふさを／大塚かほる／玉木愛子　ほか　28
故小坂ひろみ氏を悼む　半　歩　28
長島詩謡
兵隊さんへ　志樹　逸馬　29
秋風　小野寺　潔　29
〝南洋の港〟　近藤　広一　30
夕立　鶴見　勝彦　30
〝お月夜〟　村上志津夫　30
愛生日誌　三月中　31
長島愛生園慰安会寄附金品／寄贈品　一月分　31〜32
編集後記　東洋　癩生　32
未収容癩患者府県別表（昭和十八年一月三十一日現在）　(33)
官私立癩療養所入所者数調　昭和十八年一月末日現在　(33)
国立癩療養所長島愛生園一覧（昭和18年2月末現在）　(34)
財団法人長島愛生園慰安会一覧　(34)

第13巻第4号　一九四三（昭和一八）年四月一日発行

（＊写真）奉安殿　表紙
国立癩療養所長島愛生園一覧（昭和18年3月末現在）

財団法人長島愛生園慰安会一覧　表紙裏
奉安殿　表紙裏
無癩村の予後を楽観　鈴木一江　表紙
癩園の常道　光田健輔　1〜3
開拓座談会　山田清坡　4〜5
随筆　自給自足　6
（＊詩）奉安殿　中園裕　7〜9
児童文芸　森広岩夫　9
面会の想出
野外の勉強　松本桃子　10
春の朝　石原智賀子　10
よもぎ摘み　西崎千代子　10〜11
撃ちてし止まむ　川口清子　11
撃ちてし止まむ　金子俊雄　11〜12
卒業に当つて　加賀参造　12
官私立癩療養所入所者数調　昭和十八年二月末日現在　仲田安枝　12〜13
楓の蔭歌壇　田尻敢／伊勢せい／林ぬい／藤沢美佐子　13
／芳田藤野／桂田豊介　楓の蔭歌壇　14
光ケ丘俳壇　田尻ひろし／坂井井蛙／立川のぼる／
小西芳生／竹内由紀／重成絹子／桑野雪子
光ケ丘俳壇　15
長島短歌　その一　河村渡／千葉修／山口義郎／
大竹島緒／秋山志津夫／小川一夫／高丘新二郎／
沖島紅南／香取勉／瑞丘莞爾 ほか　16〜17
蕗之芽　雑詠　水上修／小坂ひろみ／和久井笑山／
西村瞳女／齋藤ふさを／玉木愛子／釈尚崇／加茂
ひらくほか　蕗の芽会、ひろし（選）　18〜19
カノープスを見る　釈尚崇　20
長島詩謡　上尾登（選）
詩
国乃日　岸上哲夫　21
紀元の佳節に当り　志樹逸馬　21〜22
〝季信〟　小野寺潔　22
白い笑ひ／老人　大浜四郎　22〜23
或る表情　秋山志津夫　23
民謡
日暮し　破摩浩一　23
愛生日誌　24

長島愛生園慰安会寄附金品／寄贈深謝　24〜(25)
編集後記　東洋　癩生　(26)

第13巻第5号　一九四三（昭和一八）年五月一日発行

（＊写真）愛生青年団　表紙
国立癩療養所長島愛生園一覧（昭和18年4月末現在）　表紙裏
財団法人長島愛生園慰安会一覧　表紙裏
官私立癩療養所入所者数調　昭和十八年三月末日現在　表紙裏
土佐の癩　光田　健輔　1〜3
癩浄化の進捗と方面委員に望む　光田　健輔　3〜4
飛騨路の春　東洋　癩生　5〜7
青少年の頁
南方救癩に対する我等の覚悟　中西　安江　7〜8
療養生活も第一線　池内謙二郎　8
生活の光　須磨　昭彦　8〜9
青少年よ南方に進め　水口　正夫　9
或る癩病む青年　吉成　稔　9〜10
光をもとめて　牧山　迪　10
所感　瑞木　淳　10〜11
決戦下の心構え　平瀬　文雄　11
青柳　西崎千代子　12
遠足　尾崎　美己　12
山火事　盛岡　康行　12〜13
仔牛、かへるの卵　戸田　勇　13〜14
花祭り　上野　忠明　14
芝居　松本　照子　14
光ケ丘俳壇　小林脇／田尻ひろし／立川のぼる／大賀はや子／重成絹子　光ケ丘俳壇　15
楓の蔭歌壇　伊勢せい／林ぬい／芳田藤野　楓の蔭歌壇　15
長島短歌　其の二　坂上しげる／辻瀬則世／天島梅太郎／稲生しづほ／西幡富子／篠原義一／藤川肇／西本茂雄／山本為一／有村つゆ子　ほか　16〜17
蕗之芽　雑詠　和久井笑山／西村瞳女／玉木愛子／水上修／齋藤ふさを／釈尚崇／小坂さつき／甲谷青歩　ほか　蕗の芽会、ひろし（選）　18〜20
遺詠　逸見　敏朗　21

逸見敏朗氏を悼む　齋藤ふさを　21
長島詩謡　上尾登（選）
新しい地図　生　文夫　22
爆音　志樹　逸馬　22
逝く日に　島邑　純夫　22～23
朝と飛行機　小野寺　潔　23
壮行　破摩　浩一　23
愛生座春季公演劇評　森田　竹次　24～26
編集後記　桂　田　生　26
長島愛生園慰安会寄附金品／四月分寄贈物品　26～(27)
愛生日誌　四月中　(28)

第13巻第6号〈小川正子追悼号〉

一九四三（昭和一八）年六月一日発行

（＊写真）小川女史　表紙
（＊詩）土佐へ再び　小川　正子　表紙
小川正子先生略歴／短歌　(1)～(2)
純真なる小川女史　光田　健輔　1～4
小川正子さんのある横顔　高野　六郎　5
小川正子女史を偲びて　吉岡　弥生　5～6
小川姉をいたむ　内田　守人　6
（＊詩）小川正子女史を弔ふ　土井　晩翠　6～7
小川姉を偲ぶ　林　文雄　7
小川さん　長崎　次郎　7～8
思ひ出　土井　八枝　8～9
小島の春撮影の時　夏川　静江　9
小川女史のことども　田尻　敢　9～11
小川先生を偲ぶ　立川　昇　11～12
土佐行　山田　清坡　12
小川先生と私　上尾　登　12～13
小川先生　桑野　ユキ　13～14
おもかげ　宮川　量　14、16
弔辞　藤田　政義　15
追悼句　田尻ひろし／立川のぼる／上尾のぼる／宮川東洋／桑野ゆき子／重成おきぬ　光ヶ丘俳壇　16
追悼歌　香取勉／千葉修／山口義郎／山川一男／天島梅太郎／牧原徹／古谷弘／辻瀬則世／山本為一／久保田せつ子／福本栄子／杉野智代　長島短歌会　16～17

追悼句　甲谷青歩／大塚かほる／中野夢骨／加茂久子／太田孤石／和久井笑山／加藤海月／水上修／難波諌／小坂さつき／玉木愛子／片山一光／牧紫水／天野暁鉦／北川雪舟／中江灯子／齋藤ふさを　長島蕗の芽句会　17
童謡　小川先生を偲びて　戸田節子／森中正光／町田久美子　愛生学園　17〜18
愛のみ魂に　津川洌　18
小川先生を悼む　齋藤ふさを　18〜19
追憶　玉木愛子　19〜20
光の尾を引いて　森田竹次　20
土佐路の先生　須田洋二　20〜21
小川先生と蓬の色　熱田寮子　21
小川先生を偲びて　久保田節子　21〜22
小川先生の思出　秋田順子　22
光ケ丘俳壇　光田長濤／田尻敢／小林脇／柚原正富／立川のぼる／東洋癩生／上尾のぼる／坂井井蛙／桑野雪子／大賀はや子　光ケ丘俳壇　22〜23
楓の蔭歌壇　田尻敢／伊勢せい／林ぬい／金田美佐子／芳田藤野　楓の蔭歌壇　23〜24
長島短歌　その一　松岡映二／小川一男／沖島紅南／千葉修／河村渡／香取勉／羽藤守雄／須田洋二／中園裕／杉野智代／葉山学／松島朝子　24〜26
長島短歌　其の二　矢島梅太郎／石見和夫／有村つゆ子／稲生しづほ／瑞丘悦子／高見美雪／辻瀬則世／阿部一／西幡富子／篠原義一　ほか　26〜27
蕗之芽　雑詠　玉木愛子／齋藤ふさを／河崎文川／水上春枝／釈尚崇／西村瞳女／水上修／丘和子／甲谷青歩　ほか　蕗の芽会、ひろし（選）　28〜30
長島詩謡　上尾登（選）
春風　小野寺潔　30
その人　大浜四郎　31
噫　染む　屍　岸上哲夫　31
癩院田植唄　破摩浩一　32
児童文芸
思ひ出　天木りつ子　32
自由詩
朝霧　川口清子　32〜33
飛行機　金子進一　33
児童短歌　松本照子　33

児童俳句　山本登美子　33
詩　初夏　岩沢　道子　33
児童文芸　天木りつ子／川口清子／金子進一／松本
照子／山本富子／岩沢道子　32〜33
愛生日誌　34
官私立癩療養所入所者数調　昭和十八年四月末日現在　34
長島愛生園慰安会寄附金品（五月分）　35〜36
編集後記　東洋　癩生　(37)
小川先生の歌　(37)
国立癩療養所長島愛生園一覧（昭和18年5月末現在）　(38)
財団法人長島愛生園慰安会一覧　(38)

第13巻第7号〈宗教特集号〉

一九四三（昭和一八）年七月一日発行

（＊写真）〔田植え〕　表紙
田植　森田　正光　表紙
国立癩療養所長島愛生園一覧（昭和18年6月末現在）　表紙裏
財団法人長島愛生園慰安会一覧　表紙裏
草花野菜の種子を癩療養所に御下賜　畏し皇太后陛下
の御仁慈　小　泉　1
式辞　光田　健輔　2
或る日の渋沢栄一子爵と高木兼寛男爵との会話
光田　健輔　3〜6
真宗高田派法嗣常盤井堯祺猊下御挨拶
常盤井堯祺　6〜7
常盤井猊下歓迎歌　長島短歌会　7〜8
歓迎句　長島蕗の芽会　7〜8
真言宗総本山高野山金剛峯寺管長代理執行長
近藤権大僧正挨拶　近　藤　8
国民皆働　真渓　涙骨　9
日蓮聖人の盂蘭盆書　綱脇　龍妙　10
（＊手紙）　常盤井尭祺　10
愛と犠牲　千葉　大樹　11
小川正子女史追悼会　11
親鸞聖人降誕会　栗下　信策　12
まぶたの母　齋藤ふさを　13
感謝と仏心　竹岡　良一　13〜14

天理歌壇　大仲玉之助　14
花いばら　玉木　愛子　14～15
児童文芸
道場創設に当りて　伏見津田子　15
錬成道場実践にあたりて　峯崎　聖子　15～16
錬成道場開所後の感想　吉成　博　16
戦に眼さめよ　平瀬　文雄　16～17
山本元帥をしのんで　西田　龍雄　17
信号当番　金子　進一　17～18
楓の蔭歌壇　伊勢せい／林ぬい／金田美佐子／矢内清子／藤沢美佐子／芳田藤野　楓の蔭歌壇　18
光ケ丘俳壇　光田長濤／田尻ひろし／立川のぼる／上尾のぼる／宮川東洋／坂井井蛙／桑野雪子／大賀はや子　光ケ丘俳壇　18～19
長島短歌　その一　須田洋二／千葉修／古谷弘／葉山学／沖島紅南／小川一夫／香取勉／中園裕／河村渡／羽藤守雄／杉野智代　19～20
長島短歌　其の二　篠原義一／瑞丘悦子／辻瀬則世／岸抒情／阿部一／西幡富子／石見和夫／西本茂雄／戸谷米太郎　田尻敢（選）　21
蕗之芽　雑詠　堀川東月／河崎文川／西村瞳女／玉木愛子／釈尚崇／水上修／齋藤ふさを／甲谷青歩／和久井笑山 ほか　蕗の芽会、ひろし（選）　21～24
長島詩謡　上尾登（選）
詩
土工の詩　生　文夫　24～25
親指　志樹　逸馬　25
黄梅まさに開き初んと　岸上　哲夫　25
民謡
今日は奉仕日　破摩　浩一　26
田植笠　盛　いわを　26
田植終んで　楠　新太郎　26
奉仕終つて　鶴見　勝彦　26～27
雷と丘より　小野寺　潔　27
長島愛生園慰安会寄附金　27～(29)
愛生日誌　六月　(29)
編集後記　東洋　癩生　(29)
官私立癩療養所入所者一覧　昭和十八年五月末日現在　(30)

第13巻第8号　一九四三（昭和一八）年八月一日発行

（＊写真）〔歌碑〕　表紙
御歌碑除幕　西崎千代子　表紙
国立癩療養所長島愛生園一覧（昭和18年7月末現在）　表紙裏
財団法人長島愛生園慰安会一覧　表紙裏
再び愛知県の無癩運動に就て　光田　健輔　1～6
おこがましきわが記　小川　昇　7
小川正子氏の訃報に接して　小川　昇　7
相愛貯水池工事記　田中　文夫　8
溜池工事　齋藤ふさを　9
悲憤に呵す　波照間　晃　9～10
道　栗下　信策　10～11
児童文芸　藤本浩一（選）
童謡
仲よし　水口　政和　11
蛇目傘　今川すみ子　11～12
海　西川　勇　12
春が来た　大宮　和彦　12
小国民詩
アリ　竹岡ミヤ子　12～13
十一月のくれ　松本　桃子　13
ウミ　松本　桃子　13
朝の月　金子　俊夫　13
お月さま　加賀　民子　13
飛行機　西川　勇　13～14
春　山本　健　14
ヒヤシンス　米田　幸子　14
楓の蔭歌壇　伊勢せい／林ぬい／芳田藤野　楓の蔭歌壇　14
光ケ丘俳壇　光田長濤／田尻ひろし／宮川東洋／三原治之／矢内光静／竹内ゆきえ／立川のぼる　光ケ丘俳壇　15
長島短歌　その一　中園裕／河村渡／小川一男／古谷弘／須田洋二／沖島紅南／千葉修／羽藤守雄／香取勉／葉山学／杉野智代　15～16
長島短歌　其の二　石見和夫／西幡富子／篠原義一／阿部一／砂月比呂司／西本茂雄／辻瀬則世／岸抒情／戸谷米太郎／原秀一　16～17

蕗之芽　雑詠　河崎文川／春田清／甲谷青歩／齋藤ふさを／和久井笑山／玉木愛子／堀川東月／中江灯子 ほか　蕗の芽会、ひろし（選）　17～20
望ヶ丘児童短歌　20
長島詩謡　春季募集特選集　藤本浩一（選）
詩
癩院冬日抄　小野寺　潔　21
戦士　森田　竹次　21～22
朝　小野寺　潔　22
春日遅々　志樹　逸馬　22
小曲
わが詩　破摩　浩一　22
民謡
春　破摩　浩一　23
水車小屋の月夜　鶴見　清美　23
淀の水　楠　新太郎　23～24
かえつてる　白兎　乃子　24
後記　破　摩　生　24
長島愛生園慰安会寄附金　25～26
愛生日誌　七月　26～(27)
編集後記　東洋　癩生　(27)
官私立癩療養所入所者一覧　昭和十八年六月末日現在　(28)

第13巻第9号　一九四三（昭和一八）年九月一日発行

（＊写真）引地医療課長御来園　表紙
国立癩療養所長島愛生園一覧（昭和18年8月末現在）　表紙裏
財団法人長島愛生園慰安会一覧　表紙裏
開園以来の良友山田清成、桑野ユキ両君を送る　光田　健輔　1～2
引地医療課長御挨拶　引　地　2～4
小川正子先生母堂より光田園長に送られし歌　小川　くに　4
引地医療課長殿歓迎歌　長島短歌会　5
歓迎句　長島蕗の芽会　5
歓迎詩　長島詩謡会　5
敵米国の十二月八日　阿部　行蔵　6～8
光ヶ丘俳壇　田尻ひろし／立川のぼる／岡崎幸助／

横山幸治／矢内光静／中山睦夫／尾上貞一／三原治之／宮川東洋　光ヶ丘俳壇　8
楓の蔭歌壇　有信君子／芳田藤野／久保田せつ子／松島朝子／小川喜代子　楓の蔭歌壇　8〜9
随筆　唯一の祈り　中園　裕　9〜11
児童文芸
御歌碑ができるとき　利久田君子　11
御歌碑　天木りつ子　11
小父さん有難う　秋田　順子　12
夏休錬成日記　加藤　三三　12〜13
長島短歌　其の一　古谷弘／山口義郎／小川一男／依田照彦／河村渡／須田洋二／林由貴子／千葉修／沖島紅南／瑞丘莞爾／香取勉 ほか　13〜15
長島短歌　其の二　阿部一／西幡富子／篠原義一／瑞丘悦子／高見深雲／有村露子／萩野蓼／石見和夫／辻瀬則世／伊藤末子／岸抒情 ほか　15〜17
婦長さんを送る　二宮しげ子　16〜17
蕗之芽　雑詠　齋藤ふさを／玉木愛子／西村瞳女／釈尚崇／河崎文川／和久井笑山／小坂さつき／堀川東月 ほか　蕗の芽会、ひろし（選）　17〜19
長島詩謡　春季募集特選集　藤本浩一（選）
詩　朝　大浜　四郎　20
民謡　飛行機よ　破摩　浩一　20〜21
詩　飛翔する日　大浜　四郎　21
詩のお便り！
病中の光明　竹内てるよ　21〜22
罪なき証言集　詩謡会によせて　小川　昇　22〜23
後記　破　摩　生　23
編集後記　23
長島愛生園慰安会　24〜(25)
愛生日誌　八月　(25)〜(26)

第13巻第10号〈文芸特集号〉

一九四三（昭和一八）年一〇月一日発行

（＊写真）光ケ丘南面の十坪住宅群　表紙
勝ちぬくために　国の秋食をほそめて祈るなり　玉木　愛子　表紙
国立癩療養所長島愛生園一覧（昭和18年9月末現在）

白い花　破摩　浩一　13～14
所感　藤本　浩一　14
創作　川端康成（選）　表紙裏
選評　川端　康成　15
餓鬼のほか　南風原　健　16～20
短歌　古谷弘／山形信夫／味地秀夫／簗山学／明石
梨花／高野瞳／瑞丘莞爾／太田三重夫／玉井村夫／
安藤あきら ほか　吉植庄亮（選）　21～23
選評　吉植　庄亮　24
〔寄附〕　24～(25)
愛生日誌　九月　(25)
編集後記　(26)

第13巻第11号　一九四三（昭和一八）年一一月一日発行

（＊写真）御下賜の蔬菜花卉園　表紙
御仁慈洽し　表紙
国立癩療養所長島愛生園一覧（昭和18年10月末現在）　表紙裏
財団法人長島愛生園慰安会一覧　表紙裏
十坪住宅運動の回顧（その一）昭和六年―昭和九年　表紙裏
光田　健輔　1～3
第十八回日本癩学会参観記　T　I　生　3～4
文芸特集号発行に当りて　5
愛生に寄す　高浜虚子、本田一杉　5
俳句　植原次郎／堀渓村／松野全彦／加藤城月／植田
弦月／中田静耕／沖飛沫／伊藤孤舟／小林蕉縁／
神山風人／ほか　本田一杉（選）　6～8
二三句寸評　本田　一杉　8～9
詩　特別寄稿
明月戦歌　福田　正夫　9
病人周辺　河野　進　10～11
詩　藤本浩一（選）
冬を病む　山田　青路　11
働く　朝の譜　岸上　哲夫　11～12
死生　三井　平吉　12～13
民謡
種籾　筑紫　芳郎　13

十坪住宅運動の回顧（その二）昭和六年―昭和九年
光田　健輔　1〜4
大自然の恩恵に生きよ　梶原　繁吉　4〜5
光ケ丘俳壇　田尻ひろし／立川のぼる／本多正八郎／岡崎幸助／三原治之／尾上貞一　光ケ丘俳壇　6
楓の蔭歌壇　金田美佐子／有信君子／林ぬい／芳田藤野／伊勢せい　楓の蔭歌壇　6〜7
翼賛壮年会発足に檄す　花岡　一彦　7〜8
癩機献納提唱　山路零之介　8〜9
山陽高女寮の創立を偲びて　西坂　松野　9〜10
来るもの　宮内岩太郎　10
児童文芸　松本桃子／山下久光／高木秋夫／山本健／桑原友江／岩沢道子／森広岩夫　11〜12
長島短歌　其の一　千葉修／沖島紅南／山口義郎／香取勉／中園裕／古谷弘／小川一男／松島朝子／河村渡／葉山学／依田照彦／羽藤守雄／杉野智代／須田洋二　13〜14
長島短歌　其の二　辻瀬則世／石見和夫／阿部一／西幡富子／天島梅太郎／牟田徹／岡県義雄／西本茂雄／岸抒情／篠原義一／瑞丘悦子／有村露子／砂月比呂司　14〜15
蕗之芽　雑詠　和久井笑山／和公梵字／西村瞳女／玉木愛子／齋藤ふさを／牧紫水／井筒若葉／前平歩生　ほか　蕗の芽会、ひろし（選）　15〜17
故大塚かほる兄　遺稿句　青　歩（選）　18
故大塚かほる兄　追悼句　西村一華／生越光波／若林竹星／奥田梅月／羽藤一美／久保久甫／井筒若葉／本田静泉／北川雪舟／竹島白流　ほか　18〜19
「台風に呼ぶ」　和久井笑山　19
「光明」　邑永　移山　19
心の融合　藤樹　浩水　19
追悼　甲谷　青歩　20
俳徳　釈　尚崇　20
長島詩謡　文芸特集応募詩（その二）
詩
御歌とともに　鹿島みのり　21
地搗音頭　斎藤ふさを　21〜22
朝の海　原　よし志　22
柿／落葉　志樹　逸馬　22
慰霊祭の日に　悼詩　岸上　哲夫　23

創作　親と子　真木　晃　24～28
風雅集　28
長島愛生園慰安会寄附金／寄贈深謝　(29)
愛生日誌　十月　(30)

第13巻第12号　一九四三（昭和一八）年一二月一日発行

（＊写真）建築中の恩賜道場上棟式　表紙
三度大詔奉戴の日を迎へて　長島短歌会　表紙
国立癩療養所長島愛生園一覧（昭和18年11月末現在）　表紙裏
財団法人長島愛生園慰安会一覧　表紙裏
十坪住宅運動の回顧（その三）昭和十年―昭和十八年十月　光田　健輔　1～5
十坪住宅美談　アッツ島玉砕の勇士の尊き送金を十坪住宅資金として寄附せらる　中本　正子　5
藤田組児島農場を見る　光田　健輔　5～7
前線だより　吉田宣夫／雑川富次／吉川松吉　8
園内だより　藤井末太郎／千葉修／藤島一山／深田生／河津久太郎／林由貴子　8～11
癩者に　鳥羽　光子　11～12
昭和十八年覚書　東洋　癩生　12
長島短歌　其の一　依田照彦／千葉修／中園裕／古谷弘／松島朝子／河村渡／羽藤守雄／葉山学／香取勉／杉野智代／須田洋二／沖島紅南　13～14
長島短歌　其の二　牟田徹／辻瀬則世／阿部一／天島梅太郎／石見和夫／西幡富子／篠原義一／瑞丘悦子／高見美雪／西本茂雄／徳永幸二／岸抒情／津山一正／戸谷米太郎　14～15
蕗之芽　雑詠　甲谷青歩／玉木愛子／齋藤ふさを／西村瞳女／和久井笑山／牧紫水／北川雪舟／釈尚崇／天野暁鉦 ほか　蕗の芽会、ひろし（選）　15～18
窓　釈　尚崇　18
瀬戸の春秋　齋藤ふさを　19
長島詩謡　神尾登（選）
詩
学徒出陣に譜す　岸上　哲夫　20
月光に　大浜　四郎　20
菊の秋　志樹　逸馬　21
骨壺　森田　竹次　21

持集余滴　志樹　逸馬　21
民謡
ようこそお還り　破摩　浩一　21
童謡
麦刈りすんで　鶴見　清美　21～22
夏が来た　伊藤　忠夫　22
芝原　楠　新太郎　22
後記　志　樹　生　22
創作　幽明の記　森田　竹次　23～28
愛生日誌　十一月分　28
長島愛生園慰安会寄附金　(29)
官私立癩療養所入所者一覧　昭和十八年九月末日現在　(30)

第14巻第1号　一九四四（昭和一九）年一月一日発行

（＊写真）海上日出　表紙
国立癩療養所長島愛生園一覧（昭和18年12月末現在）　表紙裏
財団法人長島愛生園慰安会一覧　表紙裏
（＊俳句）勅題「海上日出」　光田健輔／宮川量／伊勢せい／芳田藤江／千葉修／香取勉／中園裕／沖島江南　1
大東亜憲章と健民健兵　光田　健輔　2～3
療養所は健民健兵の要塞なり　暁烏　敏　3～5
光ケ丘俳壇　田尻ひろし／宮川東洋　光ケ丘俳壇　5
楓の蔭歌壇　金田美佐子／伊勢せい／三木英子／芳田浅野　楓の蔭歌壇　5
『樹々に聴く』　阿部　岩吉　6～8
御下賜棉蔬菜謹培記　水上　修　8～10
童謡詩　畏くも皇太后陛下より賜はりし棉をつゝしんで栽培して　楠　新太郎　10～12
児童文芸　鈴木一枝／岩沢道子／森本周二／松田保郎／秋田順子／加藤三三　12～14
長島短歌　其の一　千葉修／山口義郎／古谷弘／河村渡／瑞丘莞爾／沖島紅南／小川一夫／香取勉／中園裕／葉山学／松島朝子／杉野智代／羽藤守雄／左乃小文二　14～15
長島短歌　其の二　牟田徹／天島梅太郎／岡県義雄／

辻瀬則世／高見深雪／篠原義一／津山一正／岸抒情
／西幡富子／西本茂雄／石見和夫／戸谷米太
田尻（選） 15～17
蕗の芽 愛生百句 玉木愛子／齋藤ふさを／釈尚崇／
西村瞳女／水上修／和久井笑山／堀川東月／丘和子
／和公梵字 ほか 蕗の芽会、ひろし（選） 17～19
一題一句 霜 灯子／はくが／笑山／梅月／歩生／
梵字／孤石／たけし／ふさを／移山／若葉／湖鳥／
光国／尚崇／ひろし 19
（＊俳句）水銀柱 齋藤ふさを／玉木愛子／堀川東月／
前平歩生／河崎文川 19
長島詩謡
詩
聖戦の御光りに捧ぐ 志樹 逸馬 20
惜秋短唱 岸上 哲夫 20
師走に 大浜 四郎 20～21
愛児に与へる 森田 竹次 21
民謡
この夕 破摩 浩一 21
祈願参道 十二月八日の朝 岸上 哲夫 21～22
馬鈴薯 志樹 逸馬 22
国土 小野寺 潔 22
長島愛生園慰安会寄附金 22～24
克服の春 高松いはほ 24
一月風雅集 24
愛生日誌 十二月分 (25)
編集後記 東洋 癩生 (25)
官私立癩療養所入所者一覧 昭和十八年十一月末日
現在 (26)

第14巻第2号 一九四四（昭和一九）年二月一日発行

（＊写真）望ケ丘少年少女舎より手掛島を望む 表紙
（＊短歌）戦局愈々熾烈 表紙
国立癩療養所長島愛生園一覧（昭和18年2月末現在）
〔年月誤記カ〕 表紙裏
財団法人長島愛生園慰安会一覧 表紙裏
杉山宮次君大芝信次君を悼む 光田 健輔 1～2
楽土一朝にしてならず 幾多先輩の血と汗の結晶
宮川 量 2～3

故杉山宮次氏略歴　蓮池　唯一　3～4
所感　栗下　信策　4～5
想出　川崎のりみち　5～6
大柴さんを悼む記　吉沢　鶴松　6～7
救癩戦士の玉砕　山路零之介　7～9
鶏舎の窓から　須田　洋二　9～10
全生、愛生農業発達のあと　東洋　癩生　10～13
再提唱癩機献納　全国の癩友各位に訴ふ　山路零之介　13～14
南方〇〇より　井上　謙　14
前線だより　本多正八郎／山口康義／吉川松吉／出井堅　15
全生だより　瀬戸　啓示　15～16
児童文芸　光山月子／森中政兄／山下久光／松本桃子／山本健　16～17
望ヶ丘少年短歌　17
長島短歌　其の一　河村渡／中園裕／沖島紅南／千葉修／香取勉／小川一男／松島朝子／羽藤守雄／左乃小文二／杉野智代　18～19
長島短歌　其の二　辻瀬則世／篠原義一／日下俊代／瑞丘悦子／西幡富子／石見和夫／西本茂雄／有村露子／岸抒情／戸谷米太郎　田尻敢（選）　19～20
愛生百句　中江灯子／和公梵字／釈尚崇／和久井笑山／玉木愛子／天野曉鉦／中場はくが／西村瞳女／邑永移山／牧紫水　ほか　ひろし（選）　20～22
一題一句　火鉢　紫水／孤石／光葉／瞳女／一美／海月／文川／光波／麻緒／湖鳥／たけし／灯子／愛子／若人／静泉　ほか　移山ほか（共選）　22
（＊俳句）水銀柱　玉木　愛子　22
若葉集　少年舎俳句　小坂保朗／森川日出夫　22
長島詩謡
詩
戦の秋に　志樹　逸馬　23
掌のひら　志樹　逸馬　23
〝開拓の詩〟　岸上　哲夫　24
蔦　小野寺　潔　24
学徒は既に動員している　大浜　四郎　24～25
松　小野寺　潔　25
後記　志　樹　生　25
長島愛生園慰安会寄附金　25～26

愛生日誌　一月　(27)
園だより　東洋　癩生　(27)
官私立癩療養所入所者一覧　昭和十八年十二月末日
　現在　(28)

第14巻第3号　一九四四（昭和一九）年三月一日発行

（＊写真）〔愛生園をのぞむ〕　表紙
国立癩療養所長島愛生園一覧（昭和18年2月末現在）
　〔年月誤記カ〕　表紙裏
財団法人長島愛生園慰安会一覧　表紙裏
二月の事ども　田尻　敢　1
光田園長渡支　壮行句　蕗之芽会　2
壮行歌　長島短歌会　2
壮行詩　長島詩謡会　2
光ケ丘俳壇　田尻ひろし／立川のぼる／岡崎凡久良／
　矢内光静／中緒泉／宮川東洋　光ケ丘俳壇　3
楓の蔭歌壇　金田美佐子／内田和子／伊勢せい／芳田
　藤野／東洋癩生　楓の蔭歌壇　3
療養所決戦体制誌上座談会
皇国魂顕揚にあり　長田　穂波　4～5
多摩の生活　平松百合男　6～7
食糧を自給せよ　駒木根卓寿　8～9
飛行機献納運動急速の実現を期す
　阿部　礼治　10～11
勝ち抜く敬愛園療養報国点描　徳田　祐弼　11～14
戦時体制下の身延深敬園　井川　忠嘉　14～15
御仁慈に報ひ奉るは今　高志　秀光　15～16
一万二千人総決起　田中　文男　16～18
長島愛生園訪問　里見　三男　18
（＊俳句）風雅集（三月）　18
児童文芸　加藤三三／鈴木一枝／尾崎美之／西本辰蔵　19～20
愛生百句　水上修／釈尚崇／玉木愛子／西村瞳女／
　佐藤たけし／小坂さつき／和久井笑山／丘和子／
　牧紫水／浅川月歩　ほか　ひろし（選）　21～22
若葉集　小坂保郎／森川日出夫　少年舎俳壇　23
蕗の芽便り　23
一題一句（寒椿）　静泉／和子／さつき／愛子／紫水／
　青春／梵字／光波／柳星／東月／瞳女／光国／月歩

／若人　齋藤ふさを（選）　23
（＊俳句）水銀柱　玉木愛子／西村瞳女／生越光波／和久井笑山　23
長島愛生園慰安会寄附金　24
愛生日誌　二月　25
編集後記　25
官私立癩療養所入所者一覧　昭和十九年一月末日現在　(26)

第14巻第4号〈大東亜の癩現地報告特集号（その一）（支那・満洲）の部〉

一九四四（昭和一九）年四月一日発行

（＊写真）看護婦生徒入所式記念撮影　表紙
のびる春　桑原　友江　表紙
国立癩療養所長島愛生園一覧（昭和18年3月末現在）〔年月誤記カ〕　表紙裏
財団法人長島愛生園慰安会一覧　表紙裏
中支一ケ月　光田　健輔　1～3
園長帰朝を迎へて　田尻ひろし　3
支那の或る癩療養院　横田　篤三　3～5
満洲国の癩　難波　政士　5～9
満洲国立同康院の現況　難波　政士　9～11
小鹿島更生園近況　西亀　三圭　12
（＊写真）満洲国同康院紹介　13
光ケ丘俳壇　本多正八郎　14
楓の蔭歌壇　中山　睦男　14
児童文芸　石原知賀子／森岡康行／秋田順子／尾崎美己／溝淵嘉雄／岩沢道子　15～16
長島短歌　その一　香取勉／河村渡／中園裕／松島朝子／杉野智代　17
長島短歌　その二　有村露子／西幡富子／藤原義一／戸谷米太郎　田尻敢（選）　17
長島短歌　その三　辻瀬則世／石見和夫／有村つゆ子／西本茂雄／天島梅太郎／日下俊代／西幡富子／砂月比呂司／津山一正／戸谷米太郎／尾崎忠夫　田尻敢（選）　18
愛生百句　尚崇／瞳女／修／愛子／梵字／湖鳥／笑山／松子／東月／さつき　ほか　ひろし（選）　19～20
長島詩謡

詩
草焼かる　岸上　哲夫　21
足音　大浜　四郎　21
奉戴日に際して　宮崎　啓助　21〜22
梅　小野寺　潔　22
戦ひ　志樹　逸馬　22〜23
後記　志樹　逸馬　23
長島愛生園慰安会寄附金　24
愛生日誌　三月　(25)
編集後記　(25)
官私立癩療養所入所者一覧　昭和十九年二月末日現在　(26)

第14巻第5号〈大東亜共栄圏ノ癩現地報告 その二〉

一九四四（昭和一九）年五月一日発行

（＊写真）愛生学園増築工事奉告祭　表紙
新校舎の落成式　須田　正三　表紙
国立癩療養所長島愛生園一覧（昭和18年4月末現在）〔年月誤記カ〕　表紙裏
財団法人長島愛生園慰安会一覧　表紙裏
愛生学園の増築落成式に臨みて所懐を述ぶ　光田　健輔　1〜2
心広ければ体豊なり　原　澄治　2〜4
原先生歓迎文　長島短歌会、蕗之芽会　4
フィリピンに於ける癩者収療施設　白川初太郎　4〜6
御下賜の野菜塲菜に就て　6
飛行機献納運動の其後　6〜8
ビルマだより　本多正八郎　8
〇〇だより　井上　謙　8
小川正子女史一周忌に女史の新墓落成式にあたりて
光田健輔／小川くに／石原重成／亀田国雄　9
小川正子先生一周忌追悼俳句　甲谷青歩／玉木愛子／谷口あきら／川上時雨／中江灯子／北川雪舟／堀川東月／西村瞳女 ほか　蕗の芽会同人　9〜10
小川先生を悼む　千葉修／松島朝子／瑞丘莞爾／辻瀬則世／鈴木啓二郎／沖島紅南／古谷弘　長島短歌会　10
追悼詩　志樹逸馬、塩沼英之助　10
楓の蔭歌壇　松本泰子／藤沢美佐子／門田和子／金田

美佐子／林ぬい／芳田藤野／中山睦男
楓の蔭歌壇 11
児童文芸 須永恒雄／松浦光二／松浦光次／山下久光
／石原千賀子 12〜13
長島短歌 中園裕／松島朝子／鈴木啓二郎／西幡富子
／牟田徹／戸谷米太郎 田尻敢（選） 14
愛生百句 瞳女／尚宗／修／愛子／竹星／梵字／笑山
／さつき／松子／文川 ほか ひろし（選） 14〜16
（＊俳句）水銀柱 西村瞳女 16
一題一句 柳の芽 愛子／竹星／笑山／さつき／海月
／青春 水上修（選） 16
若葉集 小坂保郎 少年舎俳壇 16
鴫野百号に寄す 釈 尚 崇 17
句会日誌 17
深悼 蕗の芽会同人 17
（＊俳句）愛生園 い は ほ 17
長島詩謡 故青木勝氏を追悼す
詩
遺稿詩 白き悪魔 癩の宣告をうけて
青木 勝 18
悼詩〝落花哀愁〟 岸上 哲夫 18
追悼詩 詩人 青木勝兄逝く悲しき日に……
小野寺 潔 19
追悼詩 逝きし彼に 生 文 夫 19
追悼の言葉に代へて 志 樹 生 19
詩
塚 小野寺 潔 20
巌頭の樹に賦す 岸上 哲夫 20
戦ひと風 志樹 逸馬 20〜21
国土 藤井 俊夫 21
選評 藤本 浩一 21
台湾楽山園の近況 東洋 癩生 22
愛国機献納総決起大会抄 田中 文男 22〜23
長島愛生園慰安会寄附金 24
愛生日誌 四月 25
編集後記 東洋 癩生 25
官私立癩療養所入所者一覧 昭和十九年二月末日現在
（26）

第14巻第6号〈御坤徳奉賛号 附大東亜共栄圏の癩現地報告 その三 ビルマ印度の癩〉

一九四四（昭和一九）年六月一日発行

（＊写真）グラウンドの東方丘上の御歌碑　表紙
御歌碑を仰ぎて　上田　和江　表紙
国立癩療養所長島愛生園一覧（昭和18年5月末現在）〔年月誤記カ〕　表紙裏
財団法人長島愛生園慰安会一覧　表紙裏
（＊写真）御仁慈の数々　1
御下賜樹木及花卉蔬菜生育状況一覧表　2
皇太后陛下御還暦の年を寿ぎ奉りて　光田　健輔　3〜5
御懿徳を仰ぎ奉りて　亀山　孝一　5
御坤徳を偲び奉りて　中川　望　5〜6
（＊短歌）六月廿五日謹詠　高野　六郎　6
（＊短歌）奉讃　奥村　拓治　6
（＊書画）　7
御仁慈永久に輝く　浜　光雄　8
市井の一民として　太田　秀穂　8〜9
御坤徳を偲び奉る　塚田喜太郎　9〜10
皇太后陛下御坤徳奉讃歌　依田照彦／千葉修／佐々木元　10
奉讃　田尻敢／宮川量／中山睦男／林ぬい／有信君子／松本泰子　11
奉讃俳句　甲谷青歩／和久井笑山／玉木愛子／和公梵字／堀川東月／小坂さつき／水上修／西村瞳女／大田孤石／釈尚崇 ほか　蕗の芽会同人　11〜12
皇太后の宮の御坤徳奉讃の歌　鈴木不治美／沖島紅南／香取勉／中園裕／葉山学／瑞丘莞爾／瑞丘悦子／西幡富子　12
奉讃詩 母　小野寺　潔　12〜13
奉讃詩 御恵の木蔭に歌ふ　長島詩謡会　13
皇太后陛下御還暦をお迎へして　小川喜代子　14
つれづれの御歌を拝して　石原千賀子　14
児童文芸　天木りつ子／戸田勇　15
（＊短歌）愛国機献金 三首　15
倶会一処　種村　義淵　16〜17
楓の蔭歌壇　金田美佐子／内田和子／松本泰子／藤沢

美佐子／林ぬい／芳田藤野　楓の蔭歌壇　17
中支南昌の癩療養所の現況　大田原豊一　18
ビルマ及印度の癩　本多正八郎　18～21
ビルマのある療養所　大西基四夫　21～22
香港だより　難波金之助　22
詩　楓号　志樹　逸馬　23
愛生百句　和久井笑山／和公梵字／玉木愛子／釈尚崇／水上修／宮田湖鳥／加藤海月／西村瞳女／小坂さつき／谷口あきら ほか　ひろし（選）　24～26
（＊俳句）水銀柱　谷口あきら　26
愛生日誌　五月　26
長島愛生園慰安会寄附金　27
編集後記　東洋　癩生　(28)

第14巻第7号　一九四四（昭和一九）年七月一五日発行

（＊写真）陸署長御一行来園記念撮影　表紙
中華民国国民政府衛生署長陸潤之氏御挨拶　陸　潤之　表紙
国立癩療養所長島愛生園一覧（昭和19年7月末現在）　表紙裏
財団法人長島愛生園慰安会一覧　表紙裏
昭和十九年六月二十五日、二十六日の所長会議に列席して　光田　健輔　1～2
（＊俳句）「愛生」休刊　土井　晩翠　2
御下賜の「椅」に就て　3
愛生を育くみし多くの御好意にたゞ感謝す　東洋　癩生　3
光ケ丘俳壇　田尻ひろし　3
ビルマだより　本多正八郎　4
楓の蔭歌壇　金田美佐子／内田和子／林ぬい／芳田藤野　楓の蔭歌壇　4～5
『返上こそ大東亜癩浄化誌の前提たれ』　山路零之介　5～6
我等は斯く決意す　岡見　俊方　6～7
禁煙　秋山志津夫　7
『病者のよき道標たりし愛生』　鈴木啓二郎　7～8
すべてを国家に捧げん　小笠原みさ子　8
国民座右銘二・三　森　春夫　8～9
創継革　野水　清　9

自然に進め　奥　如水　9
児童文芸　平瀬文夫／北島かね子／中田しげ子／河内博／山本美鈴　10～11
児童俳句　磯邊昭介／吉岡武／浜中敏成　11
児童短歌　鏡巧／池内謙次郎／近藤良子／広瀬哲夫／高江州義男／石原智賀子／田中栄／北野朝子／野田香／有田巧美　11
長島短歌　その一　千葉修／依田照彦／葉山学／香取勉／中園裕／瑞丘莞爾／小川一男／松島朝子／鈴木啓二郎／阿部一／辻瀬則世／山本為一／杉野智代／有村露子／戸谷米太郎　田尻敢（選）　12～13
長島短歌　その二　古谷弘／河村渡／沖島紅南／瑞丘莞爾／香取勉／中園裕／葉山学／松島朝子／羽藤守雄／杉野智代／瑞丘悦子／西幡富子／有村露子／鈴木不治美／戸谷米太郎　田尻敢（選）　14～15
愛生百句　川崎文川／水上修／和久井笑山／西村瞳女／玉木愛子／釈尚崇／生越光波／丘和子／谷口あきら／宮田湖鳥　ほか　ひろし（選）　15～17
一人一句　麦秋　笑山／愛子／湖鳥／梵字／東月／さつき／海月／節光　田　尻（選）　18
（＊俳句）水銀柱　玉木愛子／西村瞳女　18
愛生赤だすき　中山　睦男　18
愛生雑感　東洋　癩生　19
長島詩謡
詩
一億断腸の譜　サイパン島全員戦死　岸上　哲夫　20
笛　小野寺　潔　20
後記にかへて　21
官私立癩療養所入所者一覧　昭和十九年五月末日現在　21
長島愛生園慰安会寄附金　22
愛生日誌　六月　23
編集後記　東洋　癩生　(24)

『青年愛生』(『愛生』附録)
第1号―第4号
(一九三三〈昭和八〉年六月―同年九月)

第1号
一九三三(昭和八)年六月二〇日発行

聴け密室の声を　光田園長〈健輔〉　(1)
愛生青年団の沿革に就いて　横内　武雄　2～4
愛生グランド工事に就いて　栗下　信策　4～5
大島を視て　暎　美　生　5～7
スポーツ欄
大嶋対愛生野球試合　8
山陽新報対愛生第二回戦　8
編集後記　春　日　生　9
お詫び!!　S・F・生　9

第2号
一九三三(昭和八)年七月二〇日発行

犠牲の炬火　光田園長〈健輔〉　1～2
林先生の音信　3～6
想苑
吾等は中堅だ　I・KIMOTO　7～9
入園児童の教育に就いて　T・O　9～11
汗!　メグロー　11～13
心の糧を!　川口生　13～14
音楽バンドの組織へ　鷗　生　15～16
山椒の実　16
文叢
短歌　題「思ひ出」「恵みの島」　榎本一二三/川口生/山際/小阪/小坂/山田陣笠/碧綿英/新吾　田尻(選)　17
俳句　題「風薫る」「牡丹」　侃弦/小松天峡/六角/太田/捨舟/星子/水口生/林月/愛人/松星　太田あさし(選)　18
童謡
「金魚売り」　光　恵　18

「朝、昼、夜」 絹　子 18
児童欄
「玉葛に登る」 樹田　薫 19
「私どもの五月五日」 鈴村ひろゑ 20
◎ 松浪　久江 20
入園 松田　栄男 20〜21
童謡「子ぶた」 佐藤　ユキ 21
スポーツ欄
無題 21〜22
青年団主催第二回野球大会 22
雑報
人事消息 22
青年団定期集会 22
夏期訓練 23
長嶋日誌 23
編集後記 春　日　生 24

第3号　一九三三（昭和八）年八月二〇日発行

家族主義の再検討 四谷　義行 1〜2
林先生より乃通信 （林　文雄） 3〜7
感激のまゝに（漠先生に捧ぐ） 船沢加代子 8〜10
散文詩　母性愛 豊　志　生 10〜11
創作　白路 北　斗　星 12〜19
身辺雑詠 い　さ　む 19
スポーツ欄
浇溂男性の意気　角力大会 20
熱球飛ぶ！庭球大会 21
短歌　石井漠氏に捧ぐ　みどり／いさむ／蜻蛉／
な丶子／島の児 田　尻（選） 22
雑詠　な丶子／勝俣岩雄／寿恵保／榊原生／山口
登喜雄／鈴木蜻蛉／堀川いさむ 田　尻（選） 23
紀念俳句　石井漠氏一行を迎えて　浩水／秋月／
蘇生／松星／竹星／篤志／響波／格影／あさし／
曲濤 24
俳句　雑詠　心柱／梅星／孤村／達磨／久青／舟人／
秋月／土筆／天外／活水 あさし（選） 25
童謡　田尻（選）
どんより朝 たいら生 26

親蟻子蟻　なな子　26
石井氏舞踊大会を観て（ナイトさん／失念）　天探女　27
児童欄
石井先生の踊り　佐藤ユキ　28
オ月サマ　田村ミノル　28
果樹園行き　杉山正一　29
仕事　西見秀雄　29
童謡
小雨　杉山正一　30
波と月　佐藤ユキ　30
青年団動勢
人事消息　31
定期修養会　31
雑報
癩予防デー　32
第一回全国官公立癩療養所作品展覧会　32
映画説明競演会　32〜33
石井漠来る!!!　33
盆踊り　33
長島日誌　34
編集後記　35

第4号　一九三三（昭和八）年九月二〇日発行

巻頭言　宣誓　英郎　1
共同社会・長島　多田貞久　2〜3
世界は広し　熊谷鉄太郎　4〜10
（*短歌）　榊原生、佐藤生　10
林先生の通信　〔林文雄〕　11〜13
詩・童謡・民謡
渚の歌　山田青路　14
河童（童謡）　眞江地　15
モヒ患者（詩）　髙橋髙嶺　16
熊蜂の巣（童謡）　山田青路　17
虹!!　大前田靖　18〜19
初秋の印象　天探女　20〜30
（*漢詩）聖恩／敬天愛生　豊志生　30
植物二種　梔子の花／夏躑躅　あさし生　31〜35
小曲　島に移住りて　眞江地　36

小曲　高原の夏　青　路　生　37
短歌　夕立　杉浦／榊原／髙橋／とんぼ／小野／す之穂／信吾／米子／いさむ／みゆき／杉／勝子／小川／あや子／田尻　田　尻（選）　38～40
（＊短歌）夕凪　大西／杉浦／蜻蛉　田　尻（選）　41
俳句　九州癩療養所長河村博士追悼俳句　松星／好華／嶋の子／寒節／蘇生／活水／秋月／白峯／水滴／あさし　蕗　の　芽　会　42
雑詠　達磨／梅星／松星／桃水／舟人／天外／帆舟／好華／活水／林月／安立／さがみ／心柱　ほか　太田あさし（選）　43～45
コドモノページ
童謡　こほろぎ　佐藤　ユキ　46
日記　杉山　正一　47
昨日の夕方　西見　秀雄　47
吾等健在なり　青年団動勢
臨時役員会！　48
訓練実施!!　48
想起せよ!!　関東大震災　第一回消防大演習　49
幹事会開催　九月八日午後一時より…　49
長島日誌　50
編集後記　英　郎　51

Ⅲ

『愛生』索引（附『青年愛生』索引）

索引・凡例

1，本総目次は長島愛生園発行の『愛生』第1号（1931〔昭和6〕年10月）～第14巻第7号（1944〔昭和19〕年7月）全120号、及び『青年愛生』第1号（1933〔昭和8〕年6月）～第4号（同年9月）全4号より作成した。

1，本索引は、配列を五十音順とし、外国人名も姓を基準とした。

1，旧漢字、異体字はそれぞれ新漢字、正字にあらためた。また明らかな誤植、脱字以外は原文のままとした。

1，表記は、通巻数－号数－開始頁数の順とした。ただし1－12（月）号までは底本に従い、号数のみの表記とした。また『青年愛生』索引には号数－開始頁数を記載した。

1，同一著者と判断された項目はひとつにまとめた。

『愛　生』

あ

Ｒ　　生　6-1-30, 6-5-7
愛　　子　8-5-24, 12-5-19
愛生慰問班　10-(6)
愛生園青年団代表　7-11・12-2
愛生園婦人会代表　7-11・12-2
愛生音楽団　7-(8)
愛生学園　7-25, 8-52, 5-11-特23, 8-6-44, 8-8-11, 8-9-33, 8-10-37, 8-11-36, 8-12-28, 9-1-45, 9-2-47, 9-3-34, 9-4-35, 9-5-27, 9-6-43, 9-7-33, 9-8-37, 9-9-44, 9-10-35, 9-11-37, 9-12-64, 10-1-33, 10-2-50, 10-3-56, 10-4-46, 10-5-51, 10-7-38, 10-9-37, 10-10-33, 11-1-28, 11-2-28, 11-3-34, 11-4-28, 11-5-35, 11-6-30, 11-7-31, 11-9-35, 11-12-33, 12-3-20, 12-9-12, 12-10-11, 13-6-17
愛生学園高等科　12-2-27, 13-2-10
愛生学園児童　13-3-表紙
愛生園観測所　9-11-4, 9-12-7, 9-12-66, 10-1-39, 10-2-48, 10-3-19, 10-4-43, 10-5-18, 10-6-7, 10-7-39, 10-8-12, 10-8-45, 10-9-20, 10-10-34, 10-11-30, 10-12-31, 11-1-31, 11-2-31, 11-3-35, 11-4-31, 11-5-37, 11-6-33, 11-7-33, 11-8-24, 11-9-37, 11-10-35, 11-11-42, 11-12-36
愛生軍友会代表　8-5-34
愛 生 子　8-44, 5-5-6, 5-5-32, 5-5-(81)
愛生少年団狼班々長　8-27
愛生青年団修養部副部長　8-28
相本安夫　8-7-10, 8-9-6, 8-9-10
青井寿一　7-5-50, 8-5-31
青　　木　5-5-38, 9-2-46, 9-10-34, 9-11-34
青木　勝　7-30, 7-31, 8-48, 9-53, 10-41, 10-76, 12-42, 5-2-32, 5-3-27, 5-3-42, 5-4-32, 5-4-36, 5-5-42, 5-6-55, 5-10-40, 5-11-特25, 5-11-49, 5-11-52, 5-12-12, 6-1-61, 6-1-65, 6-1-68, 6-1-72, 6-2-65, 6-2-67, 6-3-20, 6-4-50, 6-5-75, 6-6-80, 6-6-82, 6-10・11-26, 6-10・11-28, 7-1-17, 7-1-20, 7-1-23, 7-3-66, 8-6-31, 9-3-33, 9-4-28, 9-4-33, 9-5-21, 9-6-35, 9-7-9, 9-10-30, 9-12-14, 9-12-15, 10-1-21, 10-2-15, 10-4-36, 10-5-33, 10-7-22,

10-8-27, 10-10-23, 10-11-12, 10-11-13, 12-10-26, 14-5-18
青葉　繁　9-5-26
赤木半歩（半歩）　7-8-30, 7-8-35, 11-2-25, 11-7-30, 13-3-28
明石海二　7-1-17
明石海人（海人）　5-2-26, 5-3-38, 5-4-35, 5-4-39, 5-5-(8), 5-5-40, 5-6-54, 5-7-(5), 5-10-26, 5-11-特9, 5-11-特25, 5-11-48, 6-1-62, 6-1-65, 6-2-65, 6-4-11, 6-10・11-26, 7-4-70, 7-5-41, 7-5-63, 7-6-(6), 7-9-17, 7-10-19, 7-11・12-17, 7-11・12-35, 8-3・4-47, 8-5-26, 8-5-37, 8-5-38, 9-7-6, 9-7-22, 10-5-表紙, 12-5-表紙
あかし生　5-8-18
明石大二　5-9-42, 5-9-46, 5-10-40, 6-3-21
暁　住夫　11-2-10, 11-7-11
赤松円成　8-2-6
安芸冠峰　5-2-24
あきすみを　9-5-25
秋田　勇　7-8-52, 11-7-12
秋田順子　13-6-22, 13-9-12
秋山志津夫（秋山志津雄、斯水生）　2-11, 6-6-13, 9-6-36, 9-7-8, 9-8-30, 9-10-28, 9-10-29, 9-11-30, 9-12-10, 10-1-11, 10-1-22, 10-1-23, 10-1-24, 10-2-20, 10-3-31, 10-3-38, 10-4-38, 10-4-42, 10-5-34, 10-5-39, 10-6-38, 10-6-44, 10-7-28, 10-8-30, 10-8-31, 10-9-19, 10-10-24, 10-11-13, 10-11-14, 10-12-25, 10-12-27, 11-3-19, 11-6-21, 11-8-27, 11-10-19, 11-12-29, 12-3-26, 12-4-21, 12-5-26, 12-12-36, 13-4-23, 14-7-7
秋山松賴　7-5-22, 12-4-13
秋山太郎　4-24
秋山信義　5-21, 7-47, 10-51, 5-5-19, 5-6-31, 5-7-46, 5-9-35, 5-10-20, 5-11-36, 6-3-12
秋　芳　10-7-35
暁烏　敏　6-12, 11-1-5, 12-5-8, 14-1-3
曙教会　8-5-24, 8-5-27
朝倉豊次　10-8-27
浅野寿恵子　6-6-10
阿字子　6-5-45
葦原敬三　5-6-61
東　三郎　7-5-39
安達謙藏　7-2-14
あつた生　5-2-25
熱田寮子　13-6-21
阿部岩吉　14-1-6
阿部行蔵　13-9-6
阿部　一　13-2-9
阿部礼治　14-3-10
天木りつ子　13-6-32, 13-9-11
天野暁鉦　10-10-17, 12-8-29
新井菊二　5-12-4
有信君子　11-11-2
あをき　9-6-42, 9-7-11, 9-8-36, 9-9-35

アンダーソン　10-19
安　藤　9-12-6

い

井川忠嘉　14-3-14
伊木不二男　11-11-33, 12-9-34
池田謙二郎 13-3-15, 13-3-20, 13-5-8
池野としを　6-5-32
いさむ　7-8-29, 9-4-20, 9-11-24, 10-11-27, 10-12-14, 11-1-26, 11-1-26, 11-5-30, 11-8-34, 11-11-41, 11-12-27, 12-2-24, 12-6-16, 12-10-25
移　山　14-2-22
石　井　5-9-4
石川かづみ　7-11・12-37
石川博美　8-7-35
石原　磯　7-6-2
石原　巌　11-7-4
石原千賀子（石原智賀子）13-3-19, 13-4-10, 14-6-14
石本完（カン・イシモト）　3-12, 3-19
磯島鶏三　6-5-80, 6-7-38, 7-1-22, 7-3-62, 7-4-74
磯村岩夫　12-2-17
いたや　7-3-56
一　5-1-51
一婦人　9-15
樹　秀夜　9-11-32
一色かほる　7-3-55, 7-3-63
逸見敏朗　13-5-21
伊藤忠夫　13-12-22
伊那芳夫　11-6-11
井上　謙　10-12, 5-9-12, 14-2-14, 14-5-8
いはほ　14-5-17
茨　玉砕　5-11-31, 6-4-42
伊吹昆人　7-8-48
伊吹裕美　6-7-38
今川すみ子　13-8-11
今津哀花　6-17
井水沓一郎　8-10-31
入江　香　9-9-32, 9-12-14, 10-1-24, 10-3-35
入江相政　5-10-2
入江為守　7-(5)
入沢慶太郎　5-9-16
岩国初彦　10-26
岩沢慶次郎　6-4-26
岩沢みち江　12-12-22
岩沢道子　13-6-33
岩下壮一　3-7, 12-12-5
岩橋武夫　7-5-(5), 12-1-4
石見雛人　9-8-35
岩本一九　7-5-52
岩本九一　7-11・12-25
岩谷静夫　8-5-37

う

ウーレンフート，パウル　9-2-2
植田篤三　10-9-1
上田和江　14-6-表紙
上野忠明　13-5-14
潮恵之輔　8-2
宇志島光人（牛島光人）　7-3-56,

7-4-71, 7-8-45, 7-8-54
牛島光行　6-7-36, 6-8-50, 7-1-18, 7-3-59
内田静生　5-2-30, 5-9-6
内田守（内田守人、内田）　6-3-31, 6-3-44, 6-4-58, 6-5-49, 6-5-53, 6-5-64, 6-6-58, 6-6-58, 6-6-64, 6-7-53, 6-7-53, 6-7-57, 6-7-60, 6-7-63, 6-8-13, 6-8-22, 6-8-27, 6-8-25, 6-9-28, 6-9-31, 6-10・11-33, 6-10・11-36, 6-10・11-37, 6-10・11-41, 7-1-8, 7-1-30, 7-1-31, 7-1-36, 7-2-28, 7-2-40, 7-2-43, 7-2-47, 7-3-11, 7-3-39, 7-3-43, 7-3-48, 7-4-13, 7-4-53, 7-4-56, 7-4-69, 7-5-2, 7-5-4, 7-5-57, 7-5-61, 7-6-17, 7-6-20, 7-6-24, 7-7-16, 7-7-25, 7-8-60, 7-8-64, 7-9-10, 7-9-33, 7-9-38, 7-10-31, 7-10-32, 7-10-39, 7-11・12-46, 7-11・12-46, 8-1-29, 8-1-30, 8-1-38, 8-2-7, 8-2-10, 8-3・4-9, 8-3・4-29, 8-3・4-35, 8-5-50, 8-5-51, 8-6-11, 8-6-15, 8-7-4, 8-7-15, 8-7-18, 8-8-21, 8-8-23, 8-9-1, 8-9-25, 8-9-26, 8-10-17, 8-10-19, 8-11-13, 8-11-15, 8-11-20, 8-12-15, 8-12-16, 9-1-30, 9-2-19, 9-2-24, 9-3-23, 9-4-1, 9-4-11, 9-5-16, 9-6-1, 9-6-6, 9-6-19, 9-7-22, 9-7-28, 9-8-13, 9-9-38, 9-10-14, 9-11-16, 9-12-57, 10-1-4, 10-1-10, 10-1-14, 10-2-25, 10-3-1, 10-3-26, 10-4-30, 10-5-27, 10-6-28, 10-7-14, 10-8-39, 10-9-23, 10-10-7, 10-10-28, 10-11-16, 10-12-19, 11-1-16, 11-2-16, 11-3-4, 11-3-23, 11-4-15, 11-5-21, 11-6-15, 11-7-19, 13-2-3, 13-6-6
卯月　香（かほる）　6-5-79, 6-6-85, 6-7-37, 7-1-22, 7-3-60, 7-4-72, 7-4-75, 7-7-30, 8-1-22, 8-2-34, 8-2-35, 8-3・4-50, 8-5-43, 8-5-44, 8-5-44, 8-9-13, 8-9-14, 9-3-32
羽藤　寚　5-3-44
羽藤守雄　7-3-63
梅林勝美　7-8-53
浦山　貢　10-8-36, 10-8-37

え

栄　一　6-6-40
映　二　6-10・11-39
栄繕部9-(12)
ＨＫ生3-37
Ｈ　生　6-6-25
江川龍子　7-11・12-22
明本京静　8-(1)
Ｓ Ｈ 生　3-36
えす・えふ生　5-41
頴田島一二郎　8-3・4-44

Ｘ　　生　2-26
Ｘ Ｙ 生　6-4-40
M GRO 生　4-20
M･T･U･H　9-7-1
榎本紀龍　7-5-33
江本龍児　8-5-18

お

近江忠雄　5-3-35
王　陽明　12-10-4
大　　木　7-3-65, 7-8-54
大木繁樹　5-2-35, 5-6-54, 6-6-83
大木しげる　6-1-64, 6-3-22, 6-4-51, 6-5-77, 6-5-81, 6-6-80, 6-6-81, 6-6-82, 6-8-48, 6-8-53, 6-10･11-27, 7-1-19, 7-1-21, 7-4-45, 7-4-70, 7-7-27, 7-9-22, 8-1-13, 8-1-15, 8-1-16
大 木 生　5-3-41, 5-4-32, 5-4-33, 7-10-26
大熊清豪　12-12-15
大阪修斉会々主還暦青年某　10-39
大島義男　7-4-5
太田あさし（あさし）　1-18, 1-18, 2-8, 3-20, 3-20, 4-35, 5-43, 6-30, 7-22, 8-45, 9-48, 5-2-23, 6-6-11, 6-7-30, 6-9-13, 7-4-29, 7-8-33, 7-8-34, 7-11･12-21, 8-1-8, 8-8-9, 8-9-16, 8-10-11, 9-12-21
太田角造　5-5-22
大竹島緒（大竹島夫）　6-27, 7-32, 8-49, 8-50, 8-51, 9-51, 10-74, 10-75, 10-76, 12-43, 12-45, 5-4-34, 5-10-38, 5-10-44, 6-1-70, 6-6-87, 6-6-89, 6-8-30
大竹憲雄　5-2-34
太田島子　9-19
大谷紝子　5-11-特5, 12-11-5
大谷智子　10-3-6
太田秀穂　12-9-11, 12-11-21, 14-6-8
大田原豊一　14-6-18
大塚かね　12-36, 12-9-8
大仲玉之助　13-7-14
大西基四夫　14-6-21
大浜四郎（大浜詩郎）　11-6-22, 11-8-25, 11-8-26, 11-8-27, 11-10-21, 11-10-22, 12-4-21, 12-5-25, 12-6-21, 12-8-31, 12-8-32, 12-10-26, 12-11-27, 12-11-28, 12-12-36, 13-4-22, 13-6-31, 13-9-20, 13-9-21, 13-12-20, 14-1-20, 14-2-24, 14-4-21
大前田靖　12-42, 12-45, 5-1-28, 5-3-42, 5-3-44, 5-4-34, 5-4-36, 5-5-43, 5-8-21, 5-8-21, 5-11-53, 7-4-72, 8-6-31, 8-6-32, 8-6-33, 8-6-35, 9-1-15, 9-1-23
大宮和彦　13-8-12
オールズ　1-4
尾垣正雄　12-12-15
小笠原みさ子　14-7-8
丘志津子　10-4-36
丘　達夫　7-8-50, 8-1-22
岡田武子　9-12-54, 10-5-19,

10-5-22
岡田文秀 5-4-3
岡見俊方 14-7-6
岡本みのる 7-1-18
丘　美 7-8-53, 7-8-54
小　川 7-4-66
小川喜代子 14-6-14
小川くに 13-9-4
小川三平 8-6-37
小川秋水 5-11-32
小川正子 6-2-6, 6-2-27, 10-4-表紙, 10-11-15, 13-6-表紙
沖原徹夫 10-3-33
沖原徹二（沖原徹史、沖原徹詩） 5-9-48, 6-1-70, 6-5-78, 7-1-20, 7-3-57, 7-11・12-38, 8-3・4-49, 9-8-29, 9-9-33, 9-12-10, 10-1-22, 10-2-12, 10-4-37, 11-12-31, 11-12-32
億川生 5-11-5
奥　如水 14-7-9
奥村拓治 5-17, 14-6-6
小此木通孝 5-11-特10
尾崎美己 13-5-12
長田穂波 14-3-4
鬼薊生 11-6-27, 12-10-25
小野田松香 12-25
小野田としへ 4-12
小野寺潔（小乃寺潔） 11-4-9, 11-4-11, 11-5-32, 11-6-21, 11-8-25, 11-8-26, 11-10-19, 11-10-21, 12-4-22, 12-4-23, 12-6-21, 12-8-32, 12-10-26, 12-11-27, 12-12-37, 13-1-30, 13-3-21, 13-3-29, 13-4-22, 13-5-23, 13-6-30, 13-7-27, 13-8-21, 13-8-22, 14-1-22, 14-2-24, 14-2-25, 14-4-22, 14-5-19, 14-5-20, 14-6-12, 14-7-20
おほしげる（おほ・しげる） 5-10-42, 6-2-71, 6-7-36

か

甲斐静也 2-4, 9-4-7
楓の蔭歌壇（楓の歌壇、楓蔭の歌壇、楓蔭歌壇） 9-41, 10-60, 12-47, 5-1-30, 5-2-36, 5-3-46, 5-4-38, 5-5-44, 5-6-65, 5-7-62, 5-9-50, 5-11-74, 6-1-25, 6-1-36, 6-2-89, 6-3-46, 6-5-49, 6-6-54, 6-7-49, 6-8-22, 6-9-28, 6-10・11-33, 7-1-27, 7-2-37, 7-3-39, 7-4-53, 7-5-57, 7-6-17, 7-7-13, 7-8-55, 7-9-33, 7-10-27, 7-11・12-41, 8-1-25, 8-2-7, 8-3・4-25, 8-5-45, 8-6-11, 8-8-21, 8-9-23, 8-10-17, 8-11-13, 8-12-15, 9-1-28, 9-2-18, 9-3-22, 9-4-10, 9-6-18, 9-9-36, 9-11-14, 9-12-54, 10-1-12, 10-3-21, 10-4-23, 10-5-23, 10-6-25, 10-7-12, 10-8-33, 10-9-21, 10-10-25, 10-11-15, 10-12-16, 11-2-14, 11-4-12, 11-5-18, 11-6-10, 11-7-15, 11-8-15, 11-9-25, 11-10-23, 11-11-20,

11-12-18, 12-1-22, 12-2-15, 12-3-9, 12-4-20, 12-5-20, 12-6-10, 12-7-14, 12-8-21, 12-9-16, 12-10-13, 12-11-16, 12-12-25, 13-1-18, 13-2-13, 13-3-18, 13-4-14, 13-5-15, 13-6-23, 13-7-18, 13-8-14, 13-9-8, 13-11-6, 14-1-5, 14-3-3, 14-5-11, 14-6-17, 14-7-4
薫　6-(1)
加賀参造　13-4-11
加賀民子　13-8-13
各宗代表　8-5-34
筧　雄児　5-3-40
影坊子生　12-46
香島生　9-6-39
鹿島みのり　13-11-21
柏　葉児　4-22
柏木庫治　11-9-13
梶原繁吉　13-11-4
和江　5-11-特23
一江　6-10・11-1
和郎　6-6-46
春日井白扇　12-4-15
春日英郎　6-40
粕谷生　3-28
葭雪生　5-9-41, 6-3-14
克衛　6-6-69, 6-8-33, 6-8-35
学会記者生　12-12-8
桂定治郎　7-2-49, 7-5-4
桂田生　13-5-26
桂田豊介　13-2-7
家庭連合婦人会　6-6-16
加藤三三　13-9-12
香取　勉　9-4-26, 10-1-5, 12-4-5
香取勉哉　11-11-13
金沢種美　7-10-27
香名本浩一（金本浩一、コウイチ・カナモト）　6-5-80, 8-5-44, 8-8-18, 9-3-32
金子進一　13-6-33, 13-7-17
金子俊雄（金子俊夫）　13-4-11, 13-8-13
神尾耿竹　6-1-60, 6-2-69, 6-2-71, 6-3-22, 6-4-49, 6-4-49, 7-3-15, 7-9-17, 7-9-18, 7-9-20, 7-9-21, 7-9-22
上尾　登　13-3-23, 13-6-12
神尾春美　7-14, 7-31
上川茂夫　10-29
上村貞章　9-12-8
亀山孝一　14-6-5
加世子　6-39, 9-16
河上丈太郎　12-11-8
川口清子　13-4-11, 13-6-32
川口　清　4-24, 5-41, 6-44, 9-61, 5-6-57
川口光楽　4-31
川口沓一（河口沓一）　5-40, 5-2-32, 5-3-43, 5-5-43, 5-8-20, 5-9-45, 5-11-50, 5-12-10, 6-1-64, 6-1-67, 6-1-71
川崎生　6-2-40
川崎信子　9-12
川崎のりみち　6-4-20, 7-11・12-12, 14-2-5
河田くり　5-7-44
川田晃輝　3-9

川端康成 13-10-15
甲谷青歩 10-5-42, 13-11-20
官畑あけみ 2-25
神戸孝史 11-10-20

き

紀 井 杏 12-2-18
樹越憲之 5-5-13, 7-3-75
岸上哲夫 7-10-26, 8-8-16, 8-11-32, 8-12-22, 9-3-30, 9-4-31, 9-5-22, 9-5-26, 9-7-8, 9-12-10, 10-1-21, 10-2-11, 10-3-32, 10-4-37, 10-5-35, 10-6-38, 10-8-30, 10-9-18, 10-11-12, 11-1-11, 11-1-11, 11-2-13, 11-2-13, 11-3-18, 11-3-21, 11-4-8, 11-4-11, 11-5-31, 11-6-20, 11-6-23, 11-8-6, 11-10-19, 11-12-30, 12-8-30, 12-10-27, 13-1-28, 13-1-29, 13-4-21, 13-6-31, 13-7-25, 13-10-11, 13-11-23, 13-12-20, 14-1-20, 14-1-21, 14-2-24, 14-4-21, 14-5-18, 14-5-20, 14-7-20
貴志野彰（きしのあきら、岸野章） 7-7-28, 7-11・12-37, 8-1-15, 8-3・4-49, 8-6-41, 8-7-35, 8-9-11, 8-10-26, 9-10-28
岸平きよし 6-6-90
木島研一 12-7-4
記　　者 5-7-4, 9-4-22, 9-12-3, 11-5-36
木田節子 11-10-17
北千鶴雄 6-9-36
北里重夫 8-3・4-42
北野貴鷹 10-12-25, 10-12-26
北野貴麿 11-2-12, 11-3-20, 11-4-9, 11-5-34, 11-7-13, 11-11-34, 13-1-(33), 13-2-22
北原　峻 8-1-17
木野素人 11-7-28
木下実男 10-2-39
喜 美 子 5-5-37
木村研一 12-9-6
木村幸次郎 1-22
木 村 生 5-11-特12
木村幹夫 11-12-10
木村みつえ 6-7-13
紀本参次郎 6-8-19
鄔　志堅 10-2-4
清浦奎吾 13-3-2
貴代一（土井貴代一） 8-11-28, 9-1-44, 9-2-34, 9-7-13, 9-9-29, 9-12-51, 10-2-38, 10-8-18, 10-10-15
喜 代 志 8-8-18
紀 代 詩 8-9-11
清平一郎 4-23
桐野俊郎 6-4-27
錦　　市 10-59

く

陸与志夫 8-2-36
草間弘司 6-1-4
楠新太郎 11-5-34, 12-10-28, 13-2-23, 13-7-26, 13-8-23,

13-12-22, 14-1-10
葛井和雄　9-3-29, 9-4-28, 9-5-21, 9-6-41, 9-7-7
久鷹登代志　10-9-17, 10-10-22
工藤志津恵　11-9-8
国光友造　6-4-24
国本隔離　6-2-68
国本哲二　11-12-31
国本みのる（国元みのる）　5-11-31, 5-12-12, 6-4-52, 6-6-88, 6-7-35, 6-8-49, 6-8-51, 6-8-52, 6-10・11-28, 7-3-55, 7-3-58, 7-3-63, 8-5-39
久保泉水（イヅミ・久保）　12-29, 5-3-26, 6-4-33
久保忠夫（たゞを久保、たゞをくぼ）　6-5-79, 6-6-84, 6-6-84, 6-6-89, 6-8-54, 6-8-57
久保田省一郎　6-8-54
久保田省三郎　6-5-78
窪田静太郎　2-40
久保田節子　13-6-21
久米正雄　10-20
倉田和子　11-10-17, 12-2-表紙
倉田俊丸　3-4
栗下信策（栗下生）　1-9, 3-11, 7-13, 9-17, 10-54, 5-11-特20, 6-4-10, 7-5-17, 7-11・12-6, 13-7-12, 14-2-4
黒岩助義　5-4-26
黒川眸　2-(4)
黒崎幸吉　11-12-7
桑野ユキ　13-6-13
桑野雪子　9-4-17
桑原友江　14-4-表紙
桑山武之　8-3・4-39, 8-7-23
軍友会　8-9-6

け

K・A　6-4-54
K　M　7-1-52
K M 生　7-1-14, 7-3-17, 7-4-28
K・C子　2-43
K　生　9-5-25
ケラー，ヘレン　7-5-(5)

こ

小　泉　13-7-1
皇后宮（皇后）　5-1-特1, 6-1-(5), 7-2-1, 9-12-4
浩　水　5-7-(5), 7-8-31, 9-1-36, 9-6-31, 9-8-22, 9-12-20
厚生大臣　11-7-(1)
皇太后宮（皇太后）　5-1-特1, 6-1-(5), 7-2-1
河野　進　12-12-14, 13-10-10
高了　峯　9-5-25
孤影生　4-5, 9-20
小熊生（小熊星、小熊、小態星）　1-14, 2-20, 2-24, 10-66, 12-56, 12-62, 5-1-37, 5-2-39, 5-3-48, 5-4-43, 5-5-54, 5-9-65
小坂ひろみ　13-3-27
小崎生　9-15
小島住夫　9-11-32
小竹志摩夫　5-1-24

児玉政介 11-4-1
黒　　華 2-16
小西芳太郎 10-1-38
小羽保夫 5-5-15
小林　寿 7-6-7
小林和三郎 13-3-10
小牧健夫 12-22
駒木根卓寿 14-3-8
小又梅星（小又梅之介） 12-28, 7-8-29, 7-8-36
小山和男 5-11-特22, 6-3-50, 6-4-77, 7-6-16
小山善々子 11-7-29
小川　昇 12-2-13, 12-9-35, 13-8-7, 13-8-7, 13-9-22
今　哀花 7-30, 5-4-35
近　　藤 13-7-8
近藤宏一 11-9-33, 11-11-32, 12-12-23, 13-3-30

さ

齋藤伊佐美 12-9-5
齋藤ふさを（斉藤ふさを、斎藤ふさを） 9-33, 12-63, 5-2-46, 5-3-54, 5-4-48, 6-4-30, 7-3-1, 7-4-48, 7-8-40, 9-12-45, 12-7-23, 13-5-21, 13-6-18, 13-7-13, 13-8-9, 13-11-21, 13-12-19, 14-3-23
佐伯　忠 12-9-33
坂井新一 6-27, 8-50, 9-52, 9-53, 10-40, 10-74, 10-75, 10-76, 12-41, 5-2-28, 6-10・11-17
坂井まさる 5-9-20, 7-5-20
盛いわを 10-5-38, 11-11-31, 11-11-33, 13-7-26
桜井方策 5-4-12, 6-2-52, 7-4-8, 7-5-7, 7-7-5, 7-10-4
佐々木作一 6-6-5
雀部　恵 3-27
小　　波 6-10・11-39, 7-2-50, 8-3・4-34
笹野一夫 9-10-44
佐谷有吉 5-11-21, 13-1-7
佐藤惣之助 12-3-表紙
佐藤信重 5-11-46
佐藤眉峰 7-6-9
佐藤ユキ 4-32, 4-32
智子御裏方 5-3-(8)
里見三男 14-3-18
三丈内寿 5-5-40, 5-8-18
三羽良策（三羽良作） 7-5-28, 8-5-20

し

C・K 2-41
潮　　路 8-10-27
塩沼英之助 14-5-10
志樹逸馬（志樹生） 7-8-47, 7-8-54, 8-1-13, 8-1-14, 8-1-19, 8-1-21, 8-5-40, 8-5-42, 8-5-42, 8-6-43, 8-7-35, 8-7-36, 8-7-37, 8-7-39, 8-8-19, 8-8-20, 9-2-36, 9-3-31, 9-3-32, 9-4-31, 9-5-25, 9-8-29, 9-8-33, 9-10-29, 9-10-29, 9-11-32,

9-12-11, 10-1-11, 10-1-23, 10-2-11, 10-2-13, 10-3-32, 10-4-37, 10-4-41, 10-6-37, 10-6-38, 10-6-40, 10-6-41, 10-6-42, 10-8-28, 10-8-29, 10-9-19, 10-12-26, 11-2-12, 11-3-19, 11-4-8, 11-5-31, 11-6-21, 11-6-22, 11-8-25, 11-8-26, 12-1-20, 12-4-22, 12-5-25, 12-6-22, 12-8-33, 12-11-26, 12-12-37, 13-1-29, 13-3-29, 13-4-21, 13-5-22, 13-7-25, 13-8-22, 13-11-22, 13-12-21, 13-12-21, 13-12-22, 14-1-20, 14-1-22, 14-2-23, 14-2-23, 14-2-25, 14-4-22, 14-4-23, 14-5-10, 14-5-19, 14-5-20, 14-6-23
志樹タカラ山　8-6-42
重岡徹二　5-6-57, 5-6-60
重木　裕　7-7-29
重　　治　6-39
し げ る　7-7-29, 7-9-24
詩條　豊　9-3-30
志 津 夫　9-11-14
科まさる　8-51
柴 雀 人　12-6-2
柴たもつ　7-11・12-10, 10-7-6, 10-8-9, 10-9-11, 10-10-10, 10-11-6, 10-12-4, 11-1-7, 11-2-6, 11-4-4, 11-5-15, 11-6-5, 11-7-7, 11-8-10
芝　保夫　7-10-25, 8-1-23, 9-6-38, 9-10-28, 9-11-34
詩端紅児　8-5-41
志波多麗勝　6-4-12
柴山友彌　2-18
志 保 子　6-3-62
島　一兵　10-3-47
嶋うしほ　9-10-38, 9-11-39
島　菊雄　6-7-37
島　憂児　12-10-27
島　芳雄　7-3-62, 8-1-17, 8-1-18
島　緑郎　5-6-10
島丘素情　6-1-71
島木映一路　12-44, 12-61
嶋田みつ子　12-12-31
島田弥生　6-1-66
島の一女　6-4-18
島の歌会　5-6-76
島みつる　12-31
島邑純夫　10-10-23, 11-3-21, 11-5-32, 12-8-32, 13-5-22
島山みどり　5-6-56
清水千代　8-3・4-45
清水英風郎　6-10・11-16
清水ミチ子　11-10-7
霜崎　清　5-10-6, 6-1-5, 6-5-15
下村海南　13-1-5
釈　尚崇　13-4-20, 13-11-20, 13-12-18, 14-5-17
十 字 星　6-3-5
春　　水　9-12-50
傷痍軍人代表　12-12-18
詩謡会の皆さん　9-3-29
城かほる　7-4-73
笑山（笑山・いさむ）　9-5-12, 9-10-25, 9-12-30, 10-2-32,

10-5-44, 10-5-48, 10-12-9, 11-2-26, 11-10-34
渉　々　9-11-26
少女代表　7-6-(5)
松　星　5-7-(5)
城　玉男　8-6-33
少年舎俳壇　14-3-23, 14-5-16
少年代表　5-10-8
少年団幹事長　12-12-20
城望寺剣　6-10･11-29
昭和天皇　5-1-特1, 6-1-(5), 7-2-1, 12-1-表紙裏
女子青年舎代表　7-6-4
白川初太郎　14-5-4
新川　実　6-5-43
神宮六々子（神宮良一、六々子）
8-18, 5-5-61, 5-6-81, 5-7-16, 5-7-77, 5-8-24, 5-9-60, 5-10-46, 5-11-58, 5-12-22, 6-1-41, 6-2-83, 6-3-24, 6-4-71, 6-5-69, 6-6-75, 6-7-43, 6-8-42, 6-9-1, 6-9-22, 6-10･11-20, 7-1-47, 7-2-55, 7-3-35, 7-4-36, 7-4-36, 7-5-75, 7-6-36, 7-7-31, 7-8-2, 7-8-10, 7-8-23, 7-8-31, 7-8-32, 7-9-28, 7-10-15, 7-11･12-60, 8-1-45, 8-2-28, 8-3･4-16, 8-5-63, 11-6-28
神 水 生　6-7-31
しんたに　8-2-36
新谷詩子　6-8-50
新谷玲路（れいじ・しんたに）
8-2-34, 8-5-43, 8-6-35, 8-6-36, 8-7-38, 8-7-39, 8-12-25, 9-1-15, 9-1-19, 9-1-20, 9-1-22, 9-1-24, 9-2-37
新東一夫　10-33
神武天皇　13-3-裏表紙

す

菅　済治　8-1-2
杉鮫太郎　10-64, 12-51, 5-1-32, 5-4-8, 5-5-46, 6-2-54, 6-7-49, 6-8-20, 7-8-55, 8-1-25, 8-3･4-25, 8-3･4-44, 8-5-45, 9-10-7, 9-11-11, 10-8-35, 11-6-9, 11-7-15, 11-12-15, 12-1-16, 12-2-14, 12-3-8, 12-4-4, 12-8-6, 12-9-12, 12-10-5
杉内敏明　8-6-38, 8-6-39, 8-7-38, 8-8-16, 8-8-17, 8-9-11, 8-9-15, 8-10-33, 8-11-33, 8-11-34, 8-12-26, 9-1-20, 9-4-31, 9-4-32, 9-6-37, 9-8-32, 9-9-33, 9-9-34
杉内義明（杉内世史秋、杉内義秋）
6-8-58, 8-2-34, 8-2-36, 9-2-39
杉内義雄　7-4-75, 8-5-43
杉浦幸枝　9-46
杉江重子　6-10･11-30
杉江重治　6-4-53
杉江重美　9-54, 9-54, 5-3-43, 5-12-8, 6-8-55, 7-8-49, 7-11･12-39, 7-11･12-40, 8-2-35, 8-7-39
杉田星雫（星雫生、杉田星下）
4-30, 7-(8), 5-3-29, 6-4-37,

7-5-38
杉野智代 13-3-21
杉本南海男 6-7-33, 6-9-14, 7-4-24, 7-5-24, 7-7-11, 7-11・12-14, 8-5-14
杉山正一 4-32
杉山清一 4-33
朱雀京冷 8-6-32, 8-10-29
鈴木一江 13-4-表紙
鈴木啓二郎 14-7-7
鈴木楽光 10-7-10
錫コスモス 5-9-31
鈴本秀吉 7-1-56
須田正三 14-5-表紙
須田洋二 13-6-20, 14-2-9
須磨昭彦 13-5-8

せ

青年団体育部 11-10-14
生　文夫 12-6-22, 12-11-26, 12-12-38, 13-5-22, 13-7-24, 14-5-19
青　　歩 13-11-18
瀬戸和夫 4-7, 7-45, 5-5-17, 5-8-12
瀬戸啓示 8-2-5, 14-2-15
瀬戸春雄 7-4-16
瀬戸美佐緒（瀬戸美作夫） 7-30, 5-3-41, 5-4-33, 5-6-60

そ

早　　治 6-6-41
象塔住人 7-2-30

た

醍醐篤三郎 6-7-8, 6-10・11-8, 7-6-11
大仙まさを 9-11-33
平　一郎 6-8-56
多賀荒郎 10-6-39
高崎荒郎 11-1-12
高志秀光 14-3-15
多賀島荒郎 9-8-31
高島荒郎 11-3-21
高島信一 9-12-12, 10-1-23, 10-1-23, 10-3-32, 10-3-34, 10-4-41, 10-5-38, 10-6-41, 10-9-20, 11-4-10, 11-5-33
高瀬里枝 12-7-11
高津ユクノ 6-4-35
髙野六郎 9-11, 5-8-2, 5-10-4, 5-12-5, 6-1-15, 6-6-(5), 6-6-6, 7-3-4, 7-5-4, 13-1-8, 13-6-5, 14-6-6
高橋コーレイ（高橋高嶺） 5-40, 8-48, 9-51, 12-41, 12-43, 5-1-28, 5-2-33, 5-3-38, 5-5-38, 5-5-50
高浜虚子 7-3-33, 13-10-5
高浜哲雄 7-9
高松いはほ 14-1-24
太川キリ 10-32
太川義一 10-30
多久安信 5-2-3
竹内てるよ 13-9-21
竹内由紀江 11-9-16
武内了温 11-10-12, 12-12-6

竹岡ミヤ子　13-8-12
竹岡良一　13-7-13
田尻敢（田尻、田尻生、田尻ひろし）　8-22, 5-7-21, 5-11-22, 6-1-57, 6-9-6, 7-3-52, 7-11・12-53, 8-6-27, 8-7-28, 8-8-5, 8-8-11, 8-9-19, 8-10-10, 8-10-13, 8-11-25, 8-12-9, 9-1-4, 9-1-39, 9-2-28, 9-3-13, 9-4-20, 9-5-5, 9-5-10, 9-6-28, 9-7-15, 9-8-9, 9-8-21, 9-9-24, 9-10-21, 9-11-23, 9-12-27, 9-12-47, 10-1-26, 10-2-32, 10-3-40, 10-4-16, 10-5-7, 10-5-42, 10-6-16, 10-7-31, 10-8-18, 10-9-30, 10-10-15, 10-11-23, 10-12-9, 11-3-6, 11-8-18, 11-9-2, 11-9-28, 11-10-25, 11-11-26, 11-12-19, 12-1-25, 12-2-18, 12-3-3, 12-3-12, 12-4-13, 12-9-18, 12-11-1, 13-6-9, 13-7-21, 14-1-15, 14-2-19, 14-3-1, 14-4-3, 14-4-17, 14-4-18, 14-5-14, 14-7-3, 14-7-12, 14-7-14, 14-7-18
田尻衣子　12-10-10, 13-3-19
多田貞久　10-16, 5-1-22, 5-6-7, 6-2-49
立川　昇　5-7-24, 8-7-8, 13-6-11
立田清辰　8-3・4-2
立田五郎　10-1-24
タテグスズ　9-34
田中久雄　13-3-22
田中文夫（田中文男）　13-8-8, 14-3-16, 14-5-22
谷口あきら　14-6-26
種村義淵　14-6-16
た ま き　8-46
玉木愛子（玉置愛子）　5-4-24, 13-3-12, 13-6-19, 13-7-14, 13-10-表紙, 14-2-22
玉木晴美　5-39
田村蛍子　9-12-28, 9-12-63
男子青年舎代表　7-7-2

ち

竹陽（竹陽生）　3-22, 4-36
千　砂　6-6-24, 6-6-38, 6-6-42, 6-6-44, 6-6-51
千葉大樹　13-7-11
聴濤漁人　3-22

つ

ツカダキタラウ（ツカダ・キタロウ、塚田喜太郎）　2-43, 10-14, 5-6-19, 5-7-39, 6-5-26, 6-6-8, 6-7-11, 7-5-10, 9-11-35, 10-1-36, 10-2-46, 10-3-11, 10-4-9, 10-5-15, 14-6-9
津川　洌　13-6-18
筑紫芳朗　7-8-44, 7-8-48, 13-10-13
筑波　峯　6-10・11-30
綱脇龍妙　6-1-20, 12-10-30, 13-7-10
角井義雄　7-9-9
角田（角田生）　9-9-36, 9-9-46,

9-10-44, 9-11-44, 10-1-43, 10-2-10, 10-2-56, 10-3-13, 10-3-55, 10-3-61, 10-4-51, 10-5-56, 10-7-42, 10-8-47, 10-9-16, 10-9-40, 10-10-24, 10-10-36, 10-11-14, 10-11-32, 10-12-32, 11-1-14, 11-1-32, 11-2-32, 11-3-37, 11-4-(33), 11-5-(39), 11-6-(35), 11-7-(35), 11-8-(37), 11-9-(39), 11-10-9, 11-10-(37), 11-11-(43), 12-1-36, 12-3-(29)

角振てるみつ 7-4-42

水流園公元 11-10-22

鶴見勝彦 11-7-12, 11-9-32, 11-9-33, 11-11-32, 13-3-30, 13-7-26

鶴長清美 10-5-37, 10-6-39, 13-8-23, 13-12-21

て

T I 生 12-12-12, 13-10-3

T・S（T・S生） 7-1-26, 9-1-19

T M 生 7-5-26

T 生 12-9-10

T Y 生 2-7, 2-22

貞明皇后 7-(6)

天島梅太郎 10-3-15

徹 詩 生 7-4-79

寺田千代子 8-26

天理教誠心会 8-5-32

と

土井貴代一 9-12-35, 10-1-11, 10-4-16, 11-2-23

土井晩翠 13-6-6, 14-7-2

土井八枝 6-2-6, 13-6-8

東京音楽学校 5-3-(8)

東洋癩生（東洋癩、東洋子） 5-9-65, 5-12-7, 6-2-97, 6-9-10, 7-10-11, 8-2-2, 8-9-15, 9-10-10, 10-4-(4), 11-5-12, 11-12-15, 12-1-3, 12-3-1, 12-3-7, 12-7-9, 12-8-5, 12-8-(35), 12-9-38, 12-10-(31), 12-11-10, 12-11-(32), 12-12-(41), 13-1-10, 13-1-(33), 13-2-(25), 13-3-32, 13-4-(26), 13-5-5, 13-6-(37), 13-7-(29), 13-8-(27), 13-12-12, 14-1-(25), 14-2-10, 14-2-(27), 14-5-22, 14-5-25, 14-6-(28), 14-7-3, 14-7-19, 14-7-(24)

蟷 螂 生 5-7-42

常盤井堯祺 13-7-6, 13-7-10

徳田祐弼 14-3-11

と し え 3-24

外島に働く一労働者 10-24

戸田 勇 13-5-13

鳥取県衛生課長 8-3・4-4

十時（十時惟雄） 9-3-7, 10-6-表紙裏

鳥羽光子 13-12-11

杜 甫 9-9-28

な

中井一夫　11-1-6
永岡清美　7-8-50
長岡半太郎　10-11
長尾きく　10-36
仲兼　某　8-32
中川　望　5-1-8, 14-6-5
長崎次郎　13-6-7
長 崎 生　1-21, 1-32
長島愛生園外島罹災患者一同　12-19
長島愛生園入園者一同　12-19
長島愛生園入園者総代　5-34, 7-12, 10-50, 5-11-特7, 7-6-5, 7-11・12-5, 8-7-4
長島愛生園入園傷痍軍人代表　11-5-6
長島詩謡会　7-31, 5-10-5, 6-7-7, 7-7-1, 7-7-4, 7-11・12-3, 8-3・4-8, 8-8-1, 9-4-29, 11-5-7, 12-11-7, 13-9-5, 14-3-2, 14-6-13
長島短歌会　1-14, 2-24, 3-17, 5-36, 5-42, 7-16, 7-16, 7-28, 8-43, 8-52, 9-43, 9-43, 12-56, 5-1-37, 5-2-43, 5-3-48, 5-4-45, 5-5-53, 5-6-68, 5-7-65, 5-9-54, 5-10-28, 5-11-64, 5-11-65, 5-11-66, 5-12-6, 5-12-14, 6-1-25, 6-1-47, 6-2-73, 6-9-35, 7-6-8, 7-7-3, 7-11・12-(5), 7-11・12-1, 7-11・12-4, 8-3・4-5, 8-7-18, 8-8-6, 8-8-7, 8-12-1, 9-1-26, 9-2-24, 10-4-25, 10-8-43, 11-8-22, 12-2-表紙裏, 12-7-3, 12-10-9, 12-11-6, 12-12-1, 13-6-16, 13-7-7, 13-9-5, 13-12-表紙, 14-3-2, 14-5-4, 14-5-10
長島短歌会同人　6-28
長島短歌会有志　7-4-(6)
中島秀雄　10-5-17
長島風雅会　7-25, 7-26, 7-27
中條資俊　12-21
中園　裕　13-4-7, 13-9-9
永　　田　10-38
仲田安枝　13-4-12
永田良吉　13-1-7
長門鳴海　10-5-33, 10-8-28
中西安江（中西安枝）　12-7-22, 12-12-21, 13-5-7
長野かつ広　6-25
長野節雄（永野節雄）　5-11-特9, 7-5-63, 7-11・12-17, 9-7-26
長浜しん子　11-10-16
中村和子　8-(1)
中本正子　13-12-5
中 山 生　12-11-28, 13-1-12
永　　山　12-2-4
中山睦男　14-4-14, 14-7-18
渚夜詩男　6-10・11-32
夏川静江　13-6-9
難　　波　12-(8), 9-5-6
難波いさむ　8-6-41, 8-10-14, 9-8-25, 9-12-22, 9-12-39, 10-3-40, 10-5-49, 10-6-23, 10-7-31, 10-8-25, 10-9-30, 10-10-

20, 11-1-26, 11-2-27, 11-2-27, 11-6-29, 11-7-30, 11-8-34, 11-12-27, 12-4-15, 12-6-16, 12-7-24, 12-8-28, 12-9-26, 12-12-35
難波金之助 14-6-22
難波政士 14-4-5, 14-4-9
難波同康 10-2-55

に

新呑孝昭 8-1-21
新山新二郎 11-1-12
西内天行 6-6-7
西亀三圭 14-4-12
西川　勇 13-8-12, 13-8-13
西坂松野 13-11-9
西崎千代子 13-2-9, 13-4-10, 13-5-12, 13-8-表紙
西田龍雄 13-7-17
西田天香 5-3-12
西宮　弘 6-5-25
西羽四郎（西羽史郎） 9-9-33, 9-11-32, 9-11-33, 9-11-33, 10-3-31, 10-3-34, 10-3-36, 10-5-36, 10-5-37, 11-1-13
西見秀雄 4-32
西村瞳女 11-10-33, 12-7-24, 14-5-16
二宮しげ子 13-9-16
入園者総代 5-10-8, 8-3・4-6, 8-5-34

の

農村の一青年 9-14
野木忠之 9-13
野沢加代子 6-8-52
望 5-1-9
望ヶ丘うたゑ（望ケ丘詩恵、望丘詩恵） 6-5-28, 6-10・11-32, 9-1-18
望ヶ丘歌壇 13-2-18
望ヶ丘聖子 8-12-27
望丘多加章 7-3-59
野笛睦夫 6-6-87
野水　清 14-7-9
野本　忍 12-9-34

は

南風原健 13-10-16
袴田春雄 10-12-13, 12-2-26
羽木悟郎 7-3-61
萩の花（萩の花歌会） 8-9-29, 12-10-9
白 兎 子 8-10-32
白兎乃子 13-8-24
挟間　茂 7-2-11
羽柴信吾 6-8-36
蓮池映月（蓮池映月生） 7-5-18, 7-11・12-6, 8-5-12
ハスイケ生 10-8-14
蓮池唯一 8-6-9, 14-2-3
波多加寿美 7-5-37
波照間晃 13-8-9
花岡一彦 13-11-7

花　　子　10-59, 5-11-特23, 7-3-74, 7-4-30
馬場保太　5-33
破摩浩一　7-11・12-40, 8-2-35, 8-6-39, 9-2-38, 9-8-35, 9-9-31, 9-10-29, 9-10-29, 9-10-29, 9-11-33, 9-12-14, 10-3-34, 10-3-36, 10-4-41, 10-4-41, 10-5-37, 10-6-41, 10-6-42, 10-12-27, 11-2-10, 11-2-11, 11-2-11, 11-3-20, 11-4-9, 11-5-33, 11-6-23, 11-7-11, 11-7-11, 11-9-34, 11-11-31, 12-4-23, 12-5-27, 12-6-23, 12-9-32, 12-10-27, 12-11-27, 12-12-38, 13-2-21, 13-4-23, 13-5-23, 13-6-32, 13-7-26, 13-8-22, 13-8-23, 13-9-20, 13-10-13, 13-12-21, 14-1-21
浜涼美（浜すゞみ、破摩涼美）　6-8-57, 7-3-61, 7-8-51, 8-2-36, 8-3・4-51, 8-6-40
破 摩 生　13-8-24, 13-9-23
浜　浩美　8-3・4-51
浜　光雄　14-6-8
浜田光雄　13-1-9
林　2-11
は や し　5-2-26
林かほる　10-7-26
林　草平　5-6-28, 5-10-22, 6-5-39
林ひろ志　6-4-13
林　文雄　4-21, 6-7, 8-16, 8-40, 10-6, 12-4, 5-1-4, 5-3-3, 5-5-3, 5-7-10, 13-6-7
早田　皓　8-10-2, 8-11-5, 9-1-6, 9-2-7, 9-9-7, 11-7-1, 11-9-4, 11-12-2, 12-4-2
早田正行　7-8-52
原　澄治　14-5-2
原よし志　13-11-22
原田太郎　12-9-11
原田よしじ　10-35
春　　雄　9-9-30, 9-11-22, 10-1-26, 10-2-36, 10-4-19, 10-6-20, 10-7-33, 11-5-30, 11-9-24
坂野無名　9-11-32

ひ

東原憲二（東原生）　5-18, 8-7-14
光ヶ丘俳壇　5-1-44, 5-2-44, 5-3-52, 5-4-46, 5-5-58, 5-6-77, 5-7-74, 5-8-22, 5-9-51, 5-11-76, 5-12-29, 6-1-25, 6-1-38, 6-2-93, 6-3-48, 6-5-65, 6-6-70, 6-7-39, 6-8-38, 6-9-17, 6-10・11-18, 7-1-43, 7-2-51, 7-3-29, 7-4-31, 7-5-73, 7-6-33, 7-8-18, 7-9-26, 7-10-13, 7-11・12-57, 8-1-41, 8-2-24, 8-3・4-14, 8-5-59, 8-6-24, 8-7-26, 8-8-9, 8-9-16, 8-10-10, 8-11-22, 8-12-6, 9-1-36, 9-2-25, 9-3-11, 9-4-18, 9-5-7, 9-6-25, 9-7-12, 9-8-18, 9-9-23, 9-10-20, 9-11-22, 9-12-46, 10-2-31, 10-3-39, 10-4-14, 10-5-40, 10-6-14, 10-7-29,

10-8-16, 10-9-29, 10-10-14, 10-11-22, 10-12-8, 11-1-27, 11-2-4, 11-4-19, 11-5-25, 11-7-24, 11-8-29, 11-9-18, 11-10-28, 11-11-21, 11-12-23, 12-1-21, 12-3-15, 12-5-14, 12-6-11, 12-7-15, 12-8-22, 12-9-17, 12-10-14, 12-11-17, 12-12-26, 13-1-19, 13-2-14, 13-3-17, 13-4-15, 13-5-15, 13-6-16, 13-6-22, 13-7-18, 13-8-15, 13-9-8, 13-11-6, 14-1-5, 14-3-3
引　地　13-9-2
久　江　4-33
ひすい二郎　7-3-58
秀　雄　10-58
日出夫生（日出夫、ひでお生）　2-38, 10-34, 5-9-40
雛人（雛登）　6-3-65, 6-6-19, 7-3-73
日戸修一　11-5-11
日比野友子　10-6-34
兵頭春水　6-5-46, 7-5-23, 11-9-24
平位登代子　10-9-28
平瀬文雄　13-5-11, 13-7-16
平松措大　5-6-13
平松百合男　14-3-6
ひろし　11-1-22, 11-2-20, 11-3-28, 11-4-26, 11-5-27, 11-6-24, 11-7-25, 11-8-30, 11-9-19, 11-10-29, 11-11-35, 11-12-24, 12-1-29, 12-2-21, 12-3-16, 12-4-11, 12-4-17, 12-5-15, 12-6-12, 12-7-19, 12-8-26, 12-9-22, 12-10-22, 12-11-22, 12-12-31, 13-1-24, 13-2-18, 13-3-25, 13-4-18, 13-5-18, 13-6-28, 13-7-21, 13-8-17, 13-9-17, 13-11-15, 13-12-15, 14-1-17, 14-2-20, 14-3-21, 14-4-19, 14-5-14, 14-6-24, 14-7-15
賓田良一　5-6-58, 5-6-58

ふ

蕗の芽会（蕗ノ芽会、長島蕗の芽会、長島蕗の芽句会）　1-18, 2-16, 3-20, 4-35, 5-38, 7-22, 7-22, 8-43, 8-58, 9-48, 10-48, 5-1-46, 5-5-61, 5-6-81, 5-7-27, 5-8-24, 5-9-60, 5-10-6, 5-10-46, 5-11-58, 5-12-22, 6-1-25, 6-1-41, 6-2-83, 6-5-69, 6-6-75, 6-7-43, 6-8-42, 6-9-22, 6-10・11-20, 7-1-47, 7-2-55, 7-3-35, 7-5-75, 7-5-79, 7-7-2, 7-9-28, 7-10-15, 7-11・12-(6), 7-11・12-4, 7-11・12-32, 8-1-45, 8-2-28, 8-3・4-8, 8-3・4-16, 8-6-27, 8-7-28, 8-8-6, 8-8-7, 8-8-11, 8-9-19, 8-10-13, 8-11-25, 8-12-1, 8-12-9, 9-1-39, 9-2-28, 9-3-13, 9-4-20, 9-5-10, 9-5-15, 9-6-28, 9-7-15, 9-9-24, 9-10-21, 9-11-23, 9-12-47, 10-1-26, 10-2-32, 10-3-40,

10-4-16, 10-5-42, 10-5-44, 10-6-16, 10-7-31, 10-8-18, 10-8-22, 10-10-15, 10-11-23, 10-12-9, 11-2-20, 11-2-24, 11-3-28, 11-4-20, 11-7-25, 12-2-表紙裏, 12-2-21, 12-3-16, 12-4-11, 12-5-15, 12-6-12, 12-7-3, 12-7-19, 12-8-26, 12-9-22, 12-10-9, 12-10-22, 12-11-6, 12-11-22, 12-12-31, 13-1-24, 13-2-18, 13-3-25, 13-4-18, 13-5-18, 13-6-17, 13-6-28, 13-7-7, 13-7-21, 13-8-17, 13-9-5, 13-9-17, 13-11-15, 13-12-15, 14-1-17, 14-3-2, 14-5-4
蕗の芽会同人　14-5-9, 14-5-17, 14-6-11
蕗の芽会有志　7-4-(5), 7-7-9, 7-8-36
福田秋月　12-6-15
福田正夫　9-3-28, 9-7-5, 13-10-9
福富武人　6-8-58, 7-11・12-33
房 太 郎　5-1-特10
ふ さ を　7-8-32, 7-8-39
藤　得之　10-4-28
藤 井 生　12-4-(26)
藤井俊夫　14-5-21
藤枝孤影　4-24, 4-26
富士川游　8-33
藤樹浩水　7-8-34, 10-8-20, 11-3-32, 12-3-19, 12-6-16, 13-11-19
不二木穣（不二木）　9-11-30, 9-11-32, 9-12-11, 10-1-11, 10-1-23, 10-3-35, 10-4-38, 10-5-35
藤島一山　12-12-18
藤　　田　5-1-63
藤田工三　12-12-34
藤 田 生　12-76
藤田穂心　6-4-47
藤田政義　13-6-15
藤波剛一　9-31
藤林敬子　11-10-7
伏見津田子　13-7-15
藤村正介　2-25, 3-19, 3-39
藤本浩一　10-28, 10-73, 5-3-45, 5-4-37, 5-6-62, 5-6-64, 6-1-59, 6-1-67, 6-1-73, 6-1-73, 6-6-90, 6-6-91, 7-2-35, 7-3-64, 7-3-65, 7-8-53, 8-1-24, 8-6-43, 8-10-36, 9-1-25, 9-3-28, 9-6-41, 9-8-36, 10-2-14, 10-3-37, 10-6-43, 10-6-45, 10-6-49, 11-1-14, 11-2-28, 11-7-13, 13-2-23, 13-10-14, 14-5-21
藤山　一　7-11・12-8
藤原鉤次郎　12-10-6
舟木直四郎　10-6-5
文夫生（文夫）　7-5-55, 13-1-30
文　　子　10-58, 5-1-51
ふみをあに　5-1-18
古川弁三　6-4-54
古林志津夫　7-11・12-34, 8-3・4-47, 8-7-34, 8-8-15, 8-12-23, 8-12-22
古林志津美　8-7-33

古溝勇吉　10-8, 9-2-17
古屋　明　11-2-12
古谷さがみ　7-5-43
プルリヤ療養所の少年　10-18

へ

平安寮少年　5-1-(4)
ヘイワード　12-32
編集子（編者、編集者、編集部）　1-(33), 2-46, 3-41, 5-(55), 5-6-(101), 5-7-(87), 5-8-(22), 5-9-75, 5-10-(73), 5-11-(83), 6-2-(107), 6-3-(73), 6-5-(101), 6-6-(103), 6-7-(75), 6-8-(63), 6-9-(51), 7-11・12-40, 11-10-33, 11-11-34

ほ

宝山良三　6-6-85, 8-10-25, 8-10-27, 8-10-28, 8-10-30, 8-10-31, 8-11-33, 9-1-17, 9-1-22, 9-4-32, 9-6-38, 9-9-34
某 楼 某　12-16
細野義夫　5-9-18
堀田綾子　8-3・4-46
堀川砂二郎　5-11-特9
本庄　繁　10-11-2
本田一杉（一杉）　7-3-33, 7-7-10, 9-12-26, 11-6-28, 12-6-16, 12-9-25, 13-10-5, 13-10-6, 13-10-8
本多正八郎　14-4-14, 14-5-8, 14-6-18, 14-7-4
本間　昇　6-1-72
Huizenga, Lee S.　9-3-7

ま

前田修治　5-1-10
眞 江 知　5-1-29, 5-1-29
真木　晃　13-11-24
槇玲路（槇れいじ）　8-2-34, 8-2-36, 8-3・4-50, 8-6-38, 8-6-39, 8-8-19, 8-9-12, 8-9-13, 8-10-28, 8-10-30, 8-10-32, 8-10-33, 8-10-34, 8-10-35, 8-11-31, 8-11-31, 8-11-33, 8-11-34, 9-2-38, 9-3-32, 9-4-32, 9-5-23, 9-5-24, 9-5-24, 9-6-35, 9-6-38, 9-8-34, 9-9-31, 9-9-32, 9-12-13, 9-12-13, 10-1-23, 10-2-12, 10-2-13, 10-2-13, 10-4-38, 10-6-39, 10-6-40, 12-4-表紙
牧野旅愁　7-8-50, 7-8-51
槇原　徹　10-1-11
牧山　辿　13-5-10
真崎龍人　8-6-1
真 砂 子　5-12-28
まさみ生　2-17
マサル・アヲキ　5-10-45
真渓涙骨　13-7-9
松内敏明　8-9-12, 8-9-12
松内義雄　8-3・4-52
松江重美　6-5-81, 8-2-37, 8-2-37,

8-10-35
松尾勇次郎 6-4-39, 7-5-44
松丘映二（松岡映二） 7-5-63, 7-9-39, 10-5-20, 10-7-20
松崎留吉 5-4-4, 5-6-12, 5-9-26, 5-10-10, 5-11-6, 7-3-9
松島朝子 12-11-表紙, 12-12-19
松田サカヲ 4-33
松村英一 9-43
松村雅美 9-18, 5-3-31
松本照子 13-3-15, 13-5-14, 13-6-33
松本桃子 13-4-10, 13-8-13, 13-8-13
○○の母 11-8-4
摩 玲 子 9-13
万代重昌 8-9-23

み

三尾紫花子 8-48
三尾玲児 7-29, 8-31, 9-37, 10-40, 5-2-31
三木美好 10-11-24
瑞丘莞爾 11-6-13
瑞木 舜 9-1-23, 9-1-24, 13-5-10
水口正夫 13-5-9
水口政和 13-8-11
水 野 8-1-35
巳叢ほろゑ 7-44
溝淵昌枝 5-4-15
みたけうちひさ 5-9-43
三田寺栄吉 6-7-24, 7-1-11
三田村秀雄 7-4-73, 7-7-28
三井平吉 13-10-12
光尾怜児 5-3-33
光岡米造 2-(3), 2-(4)
光岡良二 10-5-9
光田健輔（長濤生、長島愛生園長） 1-2, 1-13, 2-2, 3-2, 4-2, 6-2, 7-2, 8-9, 9-2, 10-1, 10-4, 10-38, 12-2, 5-1-特4, 5-1-2, 5-2-2, 5-3-1, 5-4-2, 5-5-2, 5-6-2, 5-7-2, 5-7-61, 5-9-2, 5-9-40, 5-10-2, 5-10-2, 5-11-特6, 5-11-3, 5-12-3, 5-12-7, 6-1-2, 6-2-2, 6-2-97, 6-3-(5), 6-3-2, 6-4-2, 6-5-4, 6-6-(8), 6-6-2, 6-7-2, 6-8-1, 6-8-2, 6-9-2, 6-10・11-2, 7-1-2, 7-1-6, 7-2-2, 7-3-2, 7-4-2, 7-5-1, 7-5-4, 7-5-12, 7-6-1, 7-6-4, 7-9-2, 7-9-4, 7-10-2, 8-3・4-4, 8-5-2, 8-6-2, 8-7-2, 8-7-4, 8-8-2, 8-9-2, 8-10-1, 8-11-2, 8-12-2, 8-12-5, 9-1-2, 9-2-1, 9-3-2, 9-4-2, 9-5-2, 9-6-2, 9-7-2, 9-8-4, 9-9-4, 9-10-4, 9-11-7, 9-11-8, 9-12-4, 10-1-(5), 10-1-1, 10-2-1, 10-2-2, 10-3-(6), 10-3-2, 10-3-5, 10-4-1, 10-4-2, 10-4-7, 10-5-表紙裏, 10-5-1, 10-5-5, 10-6-1, 10-6-2, 10-6-8, 10-7-2, 10-8-2, 10-9-7, 10-10-1, 10-10-5, 10-10-6, 10-11-5, 10-12-(1), 10-12-1, 11-1-1, 11-1-2, 11-2-1, 11-2-2, 11-3-1, 11-3-3, 11-4-2, 11-5-

1, 11-5-2, 11-5-4, 11-6-1, 11-7-(2), 11-8-1, 11-9-1, 11-10-1, 11-10-2, 11-11-1, 11-12-1, 12-1-1, 12-2-1, 12-2-2, 12-3-2, 12-4-1, 12-5-1, 12-6-1, 12-7-1, 12-8-1, 12-8-3, 12-9-1, 12-10-1, 12-10-8, 12-11-2, 12-12-2, 13-1-2, 13-2-1, 13-3-3, 13-3-4, 13-4-1, 13-5-1, 13-5-3, 13-6-1, 13-7-2, 13-7-3, 13-8-1, 13-9-1, 13-10-1, 13-11-1, 13-12-1, 13-12-5, 14-1-2, 14-2-1, 14-4-1, 14-5-1, 14-6-3, 14-7-1
水上修（水上おさむ） 7-4-52, 8-12-10, 9-10-26, 9-12-23, 9-12-42, 9-12-45, 10-1-30, 10-3-44, 10-6-16, 11-9-23, 12-2-25, 14-1-8, 14-5-16
水上春枝 13-1-27
南十字星 8-48, 5-10-43, 5-11-47
南　　生 9-23, 12-39, 5-3-60, 5-4-27, 5-5-33, 6-4-15
南　幸男 13-3-11
峯　政夫 10-12-24, 10-12-25
峯崎聖子 12-1-20, 13-7-15
峰島俊吉 12-2-7
箕島　晃 7-3-56, 8-1-19, 8-6-37
三原清尭 10-3-7, 10-4-11
三原治之 8-12-13, 10-8-13
三村専治 5-6-38, 5-7-49, 5-9-66, 5-10-52, 6-2-58
三村宣而 5-5-28
宮内いはほ 11-7-3, 11-11-40
宮内岩太郎 13-11-10
宮　　川 6-1-57, 7-4-67, 7-11・12-53
宮 川 生 9-25, 5-1-16, 7-6-15
宮川東洋（宮川東洋生） 11-5-15
宮川　量 7-4, 12-11, 5-2-7, 5-6-22, 5-7-33, 5-8-6, 6-1-26, 6-5-20, 6-7-16, 7-3-20, 8-1-6, 8-3・4-11, 12-3-5, 12-6-5, 13-6-14, 14-2-2
三宅哲雄 8-1-15
宮　　崎 12-10-8
宮崎啓助 14-4-21
宮崎龍人 8-10-26
宮崎松子 12-9-25
宮島俊夫 13-1-14
宮武寿美霊 6-4-28
宮田唯夫 13-2-4
実山良三 5-12-9, 8-6-34, 8-6-36, 8-6-41
宮本正男 6-4-45
ミユアー，エルンスト 10-9-1
美和武人 7-5-46, 8-5-28

む

武蔵野短歌会 6-9-31
虫明漁人 5-2-22
村上志津夫 11-9-31, 13-3-30
村田繁一 5-5-22
村田神龍 12-7-8
村田延年 10-5-39
邑永移山 13-11-19

め

明治天皇　10-(4)

も

毛利千枝　11-10-20, 11-10-21, 11-12-32
最上映二　11-9-31, 12-9-33
杢部　仁　9-2-5
望月達也（望月生）　10-56, 5-6-55, 5-6-56, 5-6-58, 6-4-19, 6-4-36
本居長予　7-(6)
森　英一　12-2-13
森紀久男　8-6-6
森　敬三　10-7-11
森たかみち　10-10-21
森正（もりただし）　6-4-22, 7-7-12, 7-11・12-16
森　正子　8-5-16
森　春夫　14-7-8
杜ミノル　9-3-20, 9-5-26
盛岡康行　13-5-12
森島侃一郎　5-2-4
森田竹次　13-5-24, 13-6-20, 13-8-21, 13-12-21, 13-12-23, 14-1-21
守田雅平　12-8-7
森田正光　13-7-表紙
森広岩夫　13-4-9
森本乃武男　7-9-25

や

矢内重吉　13-2-6
矢片芳朗　9-6-36
やく子　6-2-26
靖　生　5-3-45
保田　耕　5-9-14, 6-3-4
安田青風　7-6-28, 7-6-30, 7-9-46
安田　一　6-7-15
靖美　伸　8-7-38
安本詠祐　7-4-71
安元英雄　9-6-37, 9-12-12
山内条次郎　12-9-9
山形義雄　8-3・4-41
山口県衛生課　6-4-81
山口義郎（義郎）　6-7-63, 6-9-39, 7-1-27, 7-2-37, 7-4-60, 7-7-21, 7-7-23, 7-11・12-41, 8-2-23, 10-2-21, 11-8-21
山路生　7-9-16
山下喜美子　10-9-15
山下清（山下きよし、山下喜代志、山下喜代詩）　6-4-55, 8-2-35, 8-2-37, 8-7-37, 8-10-28, 8-10-29, 8-11-32, 9-1-21, 9-8-33
山下まつえ　5-9-18
山下陸奥　9-11-21
山路鶴子（山地鶴子）　10-22, 10-42, 5-3-39, 5-8-20, 5-9-44
山地睦夫　9-1-16
山路零之介　5-11-特21, 7-6-41, 7-7-36, 8-5-5, 12-8-14, 12-10-6, 13-11-8, 14-2-7, 14-2-13,

14-7-5
山路洌哲（山路・洌哲） 7-5-14, 7-11・12-29
山篠 陵 8-8-17, 8-10-34, 9-3-31
山田呵々子 2-32, 3-31, 4-16, 5-25, 6-20, 7-51, 8-62, 9-55, 10-82, 12-68, 5-1-52, 5-2-52, 5-3-64, 5-4-54, 5-5-68, 5-6-87, 6-1-77, 6-2-98, 6-3-55, 6-4-82, 6-5-89, 6-6-93, 6-7-65, 6-9-41, 6-10・11-47
山田清成 9-4, 5-11-8
山田春路 7-10-25
山田甚三 2-(3), 6-5-1
山田青虹 5-10-4
山田青路（青路） 6-26, 6-27, 7-31, 7-32, 8-49, 8-50, 10-75, 5-2-28, 5-2-33, 5-6-59, 5-6-60, 5-9-48, 5-9-49, 5-10-44, 5-11-51, 5-12-11, 5-12-11, 6-1-63, 6-1-66, 6-1-68, 6-1-69, 6-2-70, 6-2-72, 6-3-23, 6-6-83, 6-7-35, 6-8-48, 7-7-27, 7-8-43, 7-8-45, 7-8-46, 7-9-23, 7-10-21, 7-11・12-39, 8-1-18, 8-1-20, 8-3・4-48, 9-1-17, 9-1-21, 9-7-10, 9-12-13, 10-2-12, 10-3-33, 13-10-11
山田清坡 13-3-6, 13-4-4, 13-6-12
山田時美 4-27
山田 一 6-4-70, 6-4-70
山田晴美（山田はるみ） 2-23, 7-15, 10-42, 12-44, 5-1-特3, 5-1-28, 5-2-34, 5-4-34, 5-5-41, 5-6-56, 5-9-47, 5-10-42, 5-11-特25, 5-11-52, 5-12-13, 6-1-68, 6-1-69, 6-1-71, 6-2-69, 6-4-41, 6-8-51, 6-8-53, 7-9-23, 7-10-22, 7-11・12-37, 10-11-11
山中喜美子 5-10-16
山中ミチ代 7-5-43
山根琢磨 1-25
山根奈々子 6-6-88
山根ハナコ 6-4-56
山本栄吉 9-54
山本一清 11-12-4
山本 健 13-8-14
山本三朗 10-5-39, 11-7-13, 11-9-32, 11-11-32
山本田木男 5-2-30, 5-11-53
山本登美子 13-6-33
柔原貫一 4-26
柔 原 生 4-28, 9-38

ゆ

雄利津喜 7-5-21
行光若一 5-11-特8, 7-6-2
柚須塔影 9-6-46
由利 晃 7-1-19, 7-1-21
ユ リ 子 5-11-特24, 7-3-73
由利 睦 7-4-74

よ

陽 子 6-6-20, 6-6-47, 6-6-48
横田篤三 14-4-3

横田忠郎　6-5-8
横田　正　9-12-12, 10-4-42, 10-5-36
横田　年　11-10-13
横田梅渓　2-19
横山尚代　12-3-9
吉植庄亮　13-10-21, 13-10-24
好　雄　1-13, 7-3-53, 7-5-68, 7-9-47, 12-5-11
世志丘都　9-8-31, 9-10-28, 9-12-12
吉岡弥生　12-5-6, 13-6-5
吉岡義政　8-6-42
吉川則比古　9-7-7
吉崎三柳　5-6-80
吉沢鶴松　14-2-6
吉田昇平　12-33
芳田藤野　12-12-16
与志多實　8-5-40
吉中洋一　13-3-16
吉成　博　13-7-16
吉成稔（良成稔）　10-3-35, 10-6-10, 11-10-15, 11-11-16, 12-1-10, 12-9-27, 13-5-9
吉野春夫　13-2-8
義本整多郎　5-4-19
吉元整太牢　5-11-28
四谷義行（四谷生）　3-49, 4-3, 5-2, 6-1, 7-1, 8-1, 9-1, 12-1, 5-1-特2, 5-1-1, 5-2-1, 5-3-2, 5-4-1, 5-5-1, 5-6-1, 5-7-1, 5-8-1, 5-9-1, 5-10-1, 5-11-2, 5-12-1, 6-1-1, 6-2-1, 6-3-1, 6-4-1, 6-5-2, 6-6-1, 6-7-1, 12-7-10
米内幸子　12-12-表紙
米沢義孝　5-9-28
米田幸子　13-8-14
米山梅吉　13-1-6

ら

頼二三雄　10-5-11, 11-11-9

り

陸　潤之　14-7-表紙
利久田君子　12-12-24, 13-3-15, 13-9-11
李 承 漢　5-8-4
リデル，ハンナ　12-11-21
寮　子　6-1-31, 6-5-41
寮 二 生　7-3-60

れ

れ　い　6-6-40, 6-6-43, 6-6-48
玲路（れいじ、玲路生）　8-2-36, 8-9-14, 8-10-36, 8-11-35, 9-1-25
黎明学園　7-25, 8-52, 9-51
レーンスチルナ博士　9-5-6

わ

和　市　5-5-37
和 市 公　6-26
Ｙ Ｔ 生　1-6
若松　緑　2-10, 2-21
和上味噌生　6-8-56

『青年愛生』

あ

天 探 女　3-27, 4-20
い さ む　3-19
暎 美 生　1-5
S・F・生　1-9
太田あさし（あさし、あさし生）　2-18, 3-25, 4-31, 4-43
大前田靖　4-18

か

春 日 生　2-24, 1-9
鷗　生　2-15
川 口 生　2-13
樹田　薫　2-19
絹　子　2-18
KIMOTO, I　2-7
熊谷鉄太郎　4-4
栗下信策　1-4

さ

榊 原 生　4-10
佐 藤 生　4-10
佐藤ユキ　2-21, 3-28, 3-30, 4-46
杉山正一　3-29, 3-30, 4-47
鈴村ひろゑ　2-20

た

たいら生　3-26
髙橋髙嶺　4-16
田　尻　2-17, 3-22, 3-23, 4-38, 4-41
多田貞久　4-2
田村ミノル　3-28
T・O　2-9
豊 志 生　3-10, 4-30

な

な な 子　3-26
西見秀雄　3-29, 4-47

は

林　文雄　3-3, 4-11
英　郎　4-1, 4-51
蕗の芽会　4-42
船沢加代子　3-8
北 斗 星　3-12

ま

眞 江 地　4-15, 4-36
松田栄男　2-20
松浪久江　2-20
光　恵　2-18
光田園長〔健輔〕　1-(1), 2-1
メグロー　2-11

や

山田青路（青路生）　4-14, 4-17, 4-37
横内武雄　1-2
四谷義行　3-1

復刻版
愛生〈戦前編〉総目次・索引

2021年11月25日　初版第一刷発行

発行者　小林淳子
発行所　不二出版　株式会社
〒112-0005
東京都文京区水道2-10-10
電話　03（5981）6704
http://www.fujishuppan.co.jp
組版／昴印刷・修学舎　印刷・製本／昴印刷
乱丁・落丁はお取り替えいたします。

別冊（別売）　定価3,300円（本体3,000円＋税10%）
ISBN978-4-8350-8456-5

2021 Printed in Japan